腦力養成記

擺脫倦怠，重奪心智自主權，
給當代工作者的用腦攻略

BETTER MINDS:
How Insourcing Strengthens Resilience and Empowers Your Brain

艾珂・海拉茲 Elke Geraerts 著
李忞 譯

積木文化

獻給所有鼓勵、挑戰、強化了我心智韌性的人。

目次

第二部 培養你的韌性

第三部 尋找更好的用腦策略

結語

前言：解放大腦的時代來臨

哪裡出了問題？我們都隱約感覺到不對勁，只是一直不明白癥結何在。哪裡出了問題？明明數據顯示，現代人正過著空前美好的生活，各方面都已改善到了極致。我們的職場裡高手雲集，大家不僅專業，且不斷透過課程和培訓增加能力。我們將社交生活發展得淋漓盡致，在西方世界，休閒活動豐富得無可挑剔。如今人們更健康、更長壽，似乎比以往的年代都更加自由。可是，我們總覺得哪裡出了問題。

腦內危機

許多年來，無論成人或兒童，心理健康問題都呈現有增無減的趨勢。起初人們以為，這是診斷技術的進步所致——觀察得越仔細、對症狀越瞭解，自然就會找到越多案例。然而近來人們發現，事情並沒有這麼單純。如今，自殺、成癮、焦慮與飲食失調、憂鬱症、精神官能症相較於幾十年前確實更普遍，而銷售抗憂鬱藥物也已晉升為二十一世紀最賺錢的行業之一。世界衛生組織（ＷＨＯ）曾估計，憂鬱症將超越心臟衰竭，成為西方國家最常見的疾病，如今一一應驗。不僅如此，還有工作倦怠（burnout）的問題。

工作倦怠不是新疾病，但近年卻像傳染病般大肆流行。過去十年，受工作倦怠所苦的人數急速攀升，已使世界衛生組織考慮宣布這種病症進入「全球大流行」的階段。一九八一年以來，人們一般利用「馬氏工作倦怠量表」（Maslach Burnout Inventory）來測量一個人有無此類症狀，學者也藉由該量表研究了工作倦怠的普遍程度。結果顯示，這種症狀已在全球擴散到嚴重堪憂的地步。英美的情況相當嚴峻，盛行率已超過三〇％。更令人擔心的是，這些數字似乎僅為冰山一角。尚未發生工作倦怠的受雇者中，約半數感到壓力很大，更有四分之一曾出現影響工作效率的生心理症狀。

當我們仔細檢視，便會發現這些駭人的數字都指向同一個地方——大腦。壓力感受、工作倦怠、心理問題……一般而言，這些病症真的就是發生在「腦中」。大腦是人類最重要的器官，也是最寶貴的資產，但現代生活的快速與高壓，已使人腦不堪負荷、開始出現問題。我甚至會說，這些症狀透露我們對大腦嚴重缺乏重視，以及導致的一切後果。

持續燒腦不是辦法

我們人類用碩大的腦子為自己造出了一個新世界，然而這世界卻令大腦越漸應付不來。有個詞彙「VUCA」描述了我們面臨的處境，指的是易變（volatile）、不確定（uncertain）、複雜（complex）、模糊（ambiguous）的全球化年代。這世界是我們所造，卻非我們所選。在VUCA時代，改變飛快接踵而來，確定的事少之又少，問題龐雜得超出掌握且處處潛藏誤解的風險。這些挑戰本身，或許並不比百年前人們面對的挑戰艱鉅，但性質顯然不一樣。現在，我們的大腦跟不上了，或說無法以我們希望的速度跟上。人們開始尋找簡單的應付辦法。為了繼續包辦更多工作，我們開發出數位系統、數位裝置，把所有能轉移的腦力活動轉移到機器上。如今我們不需另請秘書，人人都能管理自己複雜的行事曆、通訊錄、文件資料、工作排程。數位工具既已唾手可得，整個社會都欣然效法這套模式，智慧型手機成了我們日常離不開的必需品。方便歸方便，這樣做到底能不能減輕大腦負擔，則是另一個問題。近期研究顯示，數位化又是衝擊人腦的一個新難題。

於是，我們繼續在惡性循環裡打轉。我們想讓腦袋輕鬆一點，所以發明新的工具，結果大腦運作得更勤，又得創造其他工具來分擔壓力。這些作法似乎都治標不治本。套個理財的說法：我們一直在散財，投注進來的資金卻太少。這不叫投資，這叫損失。但還有別條路可以走：我們不一定要開發工具繼續燒腦，也可以換套思維，開始解放、灌溉大腦。我們不必挖東牆補西牆，也可以尋求根本的解決之道，走出這場腦內危機。我們需要打破惡性循環，為大腦灌注欠缺已久的資源。因為有此可能，也因為有此必要。

工作倦怠已非禁忌

聽來或許老套，但每個危機都是轉機。隨著腦內危機影響的族群越來越廣，警訊終於開始浮出。勇敢的人們相繼發聲，讓工作倦怠等壓力相關疾病，不再是無法討論的禁忌話題。媒體對此議題高度關注，現在就連制定政策，也漸漸會考慮到預防工作倦怠。據我觀察，已有更多企業、機關、組織、個人選擇投注時間精力，增強自己與同仁的心智韌性。但這種「投資」的價值並非顯而易見。大部分企業領導人對於金錢資本非常專業，但談到公司最重要的生產工具——員工——的大腦卻幾近一無所知。

關於人的韌性從何而來，以及如何強化心智，近年科學研究已揭示不少。這些知識太常被擺在象牙塔裡，而此刻正是應用它們的好時機。

作為科學家，我在許多國家進行過心理問題的相關研究，而這些研究又啟發我探討問題的另一面：該怎麼將這些心理上的劣勢轉為優勢？

我們的顧問公司 Better Minds at Work，為企業和組織提供強化心智韌性的知識和客製化課程。在本書中，我希望再踏出重要的一步，讓這些知識可以為任何需要的人所用。我深信，當前的腦內危機及其挑戰，也是一個成長的絕佳機會。現在還不算太遲，我們可以齊力扭轉局勢。我們正進入一個需要投資心智的時代，無論個人或組織都必須思考這項投資。

危機就是轉機

當然，我不是唯一呼籲為大腦挹注資源的人。現在許多企業都認識到，員工的身心健康是值得投資的一件事。同樣令人高興的是，各國也開始採取措施，讓工作倦怠成為法律承認的現象。這些重要的初步行動，能帶領我們找到一種更積極的用腦策略，除了降低工作倦怠等壓力相關疾病的發生率，也確保我們不會被這場危機打垮，反而比以往都更加茁壯。投資心智除了能終止惡性循環、預防工作倦怠，也能提升人們的創意、效率和幸福感。也就是說，再借個理財領域的說法：我們不僅可以挽回虧損，還能從此由虧轉盈。

乍聽之下，這些說法好像很理想主義，但晚近的腦科學發展確實給了我們樂觀的理由。過去幾十年，人們對於大腦的知識突飛猛進。從前，科學家一直認為大腦是哲學家專屬的領域，但一九五〇年代起，心理及生理研究以閃電之速齊頭並進。一九九〇年代被稱為「大腦的十年」（Decade of the Brain），不少驚人的新理論都在此時出現——磁振造影（MRI）掃描儀的發明，讓人們得以拍出無比清晰、細微的腦部結構影像；用於觀測腦部活動的功能性磁振造影（fMRI），則讓人們看見思緒與情感在腦中的移動，並加以觀察分析。我自己專攻的心理學，近二十年來擺脫了不嚴謹的「軟科學」（soft science）之名。今日，我們對心智運作的認識，包括思考、情緒、感受、行為、愛、絕望和生命其他方面，均達到前所未有的高度。九〇年代以來，心理學和神經科學也不再只是治療疾病的學問。當代心理學家和神經科學家積極尋找讓人類生活更美好、更快樂的方法。成功、投入、快樂的秘訣，一點一點地為世人所知。

現在的我們，比史上任何時代更能說明何謂「心智強韌」——為何自制力和毅力足以影響人的一生、如何善用意識和無意識、為何保持專注這麼難，又為何樂觀的人不只更快樂，也更容易成功。

除了逐漸理解這些要素，拜腦科學研究之賜，我們也逐漸懂得怎麼利用以及鍛鍊它們。自制、意識、專注、樂觀並非只是先天特質，也能後天培養，讓人的心智更強壯。它們共同構成了韌性，也就是相當於身體強度及柔軟度的心理力量。我在專題演講中經常將這兩者相比。我會問聽眾能否想像，如上健身房鍛鍊肌肉般鍛鍊大腦，很多人會開始點頭——對耶，要是辦得到就好了。事實上，就是辦得到。大腦是可以訓練的，我們能將大腦練得更強壯健康，預防工作倦怠和精神壓力的危害。這就是我期盼透過本書與讀者分享的知識。

大步邁向強韌心智

我相信，憑今日的豐富知識，我們已有能力度過這場腦內危機，使心智變得比從前都更強健、更有韌性，我們還能藉此留給後代充足的本錢，讓他們在面對下個時代的挑戰時更有信心。

這是完全可能的，我希望本書後續內容能清楚呈現這一點。然而，這也是完全必要的。數字已向我們發出警訊，若人類不想在二十一世紀被精神錯亂吞沒，就必須盡快將累積的腦科學知識拿出來善加利用。新的挑戰已來到門前。工作流程日新月異、科技開始超越人的認知能力、生活步調不斷加速、社會結構正在動搖……在這個時代，「認識自己」早已不只是「智慧的開端」[1]，儼然成了生存的必備條件。不認真看待自己神經學基礎的人，遲早得付出代價，而如今，代價出現得越來越早了。

假如我們再不借助這些知識向前邁進，壓力相關疾病恐怕將繼續增加。心理學可以在兩方面協助我們，除了打破既有的惡性循環，更能預防新的問題爆發。今日的每項新發明，都為大腦帶來潛在的新威脅，防患於未然的韌性也因此更不可缺少。

投資心智，不僅是對抗壓力與工作倦怠最有效的辦法，也是透過危機成長、為二十一世紀的挑戰做準備的良方。說起來容易，做起來難？或許吧。但我們還有其他選擇嗎？我深信，這是我們欠自己、欠自己的大腦、欠後代子孫的一場投資。別漠視了心智問題、等到社會分崩離析才來後悔，現在就當機立斷，開始為大腦灌注資源吧。

---

1 譯注：原文為「To know thyself is the beginning of wisdom」，有時被認為出自蘇格拉底的一句格言。

第一部

擺脫腦內危機

一位工作倦怠者的側寫

每隔不到一個月，新聞上就會出現工作倦怠的最新消息。每次的數據和分析都更嚴重、更令人憂懼。不過，我讀過印象最深的工作倦怠文章之一，是一篇專欄描述的親身經歷。作者勞倫・溫洛克（Laurent Winnock）是安盛比利時保險公司（AXA Belgium）的傳播與企業責任部主任。如今想起他的文章，我仍覺得心有戚戚焉，因此選在這裡與讀者分享。

勞倫的故事

正好一年前，我由於工作倦怠而退出職場。我還記得自己坐在車裡，因為心力交瘁而無法抑制地陣陣抽泣，哭到車窗外的診所已經燈光全熄。無論那段時期多痛苦，我仍然認為那是我最重要的契機。不是每個人都有機會，在三十五歲的年紀，因為一場憂鬱風暴而人生重啟。

事情怎麼會演變到這一步？我會說其中包括了結構性的過勞，以及重要工作原則對情緒的傷害，兩者都是我自己默許的。除此之外，我長期漠視自己的身心狀態，總是在毫不照顧和操勞爆肝之間交替循環。

現在回想，我不禁納悶，我怎麼可能沒發現自己失眠、背痛、咳嗽一直沒好，沒發現自己捨棄了朋友和興趣，沒發現每天工作那麼久、對身邊同事極度暴躁很不正常。如今我意識到了，同時我也意識到，沒半個人勸過我。

剛發生工作倦怠那陣子，我過著地獄般的生活。所有累積的身體病痛一齊爆發，光是走半條街也會疲累不已。但最折磨我的是心理的空虛。過了最初幾週，我的腦袋總算重新開始運作，但心傷還是沒有恢復。在我眼裡，外界就像這一切的罪魁禍首——全都是別人的錯。我的情況中，或許真有一部分是別人的錯，直到我開始理解工作倦怠也有一部分是自己造成的，才終於進入心理的復原過程。

這整段期間，我的醫師和諮商心理師，給了我最出色的幫助與指導。我現在仍維持兩個月和諮商心理師見面一次，討論我的恢復情形，以及看待事物的態度有了哪些變化。我想我會一直常保這個習慣，也很推薦大家都這樣做。此外，身邊的人們給了我好多好多溫暖關懷，我也非常幸運，擁有願意包容支持我的一群同事和執行長。

然而，上述只是開端。真正困難的，是後來的每一天如何保持自律，用更妥善健康的方式安排我的工作、享受工作，更不忘享受工作以外的生活。改變的過程中，難免會遇到瓶頸，但慢慢地，效果開始顯現。我擺脫了行事曆上的多餘事務。我不再每場會議都參加，開始慎選真正需要我的會議。我會花時間休息、反思、尋找靈感。我也會為團隊安排留白時間，讓大家一起輕鬆閒聊或出去走走，並在繁忙時期規劃提振精神的活動。有時我會放下工作，專心和家人相處。只要不算太忙，我就會定時去散步。「真是奢侈啊。」我好像聽到你心裡這麼說。但我覺得應該稱之為「永續生活」。因為我依舊要為公司拿出成果、達成每日目標，還要設法減少成本。只是自從我改變工作方式，我的表現反而更好了。

為什麼要說這些？因為我經歷了切身之痛才發覺，我們每天都想表現得像頂尖運動員一樣，卻完全忽略了上場前的必要準備。一位頂尖運動員，一定會考慮上場發揮和身心休息之間的平衡。不符合他們訓練課表的事情，他們就不會做。如果課表無法幫助他們達到頂尖水準，他們也會找教練討論。在體育界，這是常態。

至於企業界呢？許多組織裡，人力資源的心理健康仍未得到應有的重視。但我們身為個人，經常也沒有意識到健康的工作倫理需要什麼。

我太常聽見同事和主管說自己事情太多了、行事曆爆炸、壓力如山大……但他們不能拒絕嗎？真正令我生氣的證據，是社會上也有其他人勇敢承認，說自己長期忍受著壓力引起的腹痛或背痛，但覺得除了忍耐之外別無選擇。這種事我們都太熟悉了。不幸的是，還有更多更多人不敢發聲，因為他們的職場不能接受壓力疾病的觀念，只會將為此所苦的人視為弱者。他們才是最需要幫助的人。

此刻，有一〇%的勞動人口，由於工作倦怠無法上班，還有五%瀕臨病倒。我算是幸運的，能得到雇主支持，也正以系統性的方法重獲健康。我希望透過分享我的經驗，鼓勵其他人採取行動。對於固執守舊的主管，我有一句忠告：生病的員工比健康的員工更花錢。我們需要休養一下了。

工作倦怠該怪誰

在我看來，勞倫這篇文章最有力的地方，是他並未責怪任何人。自從工作倦怠被承認為一種職業疾病，很多員工感到自己是代人受過，儘管事實並非總是如此。有時候，這種責怪會以明白的形式表現出來。法國電信（France Telecom）一年內發生三十名員工嘗試輕生的事件後，該公司前執行長被傳喚出庭。他被控推廣一種逼迫員工走上絕路的企業文化。日本雇主同樣需於員工自殺事件中，面對沉重的指控。若員工尋短前的月份有常態性超時工作，即被定義為「過勞死」，政府與公司主管均需支付賠償金給遺屬。中國也有「過勞死」一詞，人們認為員工健康出問題，公司必須負責。

無可否認，主管對工作倦怠的發生也有責任，而且他們能正面或負面地影響企業文化，但同時我認為，我們不能對一項事實視而不見：工作倦怠的流行是一個更大環境的產物。並非所有公司都能理解這個大環境的本質。此外，工作倦怠不只盛行於受雇者之間。不少研究顯示，自由創業者比領薪族更容易罹患工作倦怠。企業領導人是另一個高危險族群。哈佛商學院最近一項研究顯示，九六％的高階主管感到「有點心力交瘁」，而有三分之一會將這種感覺描述為「極度心力交瘁」。

在一個職場裡，主管可能是最寂寞的人。他們被期待隨時耳聰目明，不能有狀態不好的時候。協助他們爬上頂層的特質，例如強大的耐力，也容易掩蓋他們出了問題的事實，使得他人、甚至他們自己都沒察覺。出問題後，人們或許能靠「自動駕駛模式」撐上很久，但終究會有墜毀的一天，即使主管也不例外。每當這種情形發生，便會在公司裡引起骨牌效應。工作量落到其他同事肩上，於是換成其他同事負擔加重，容易發生工作倦怠。公司可能因此陷入危險的惡性循環。

燃燒殆盡的志工們

工作倦怠是很危險的疾病。包含研究工作倦怠的世界權威之一烏特勒支大學（University of Utrecht）學者威爾瑪・蕭費里（Wilmar Schaufeli）在內的專家都指出，工作倦怠者有更高機率出現慢性疲勞、酗酒、睡眠障礙和頸痛等身體健康問題。一項橫跨十年的研究中，芬蘭教授基爾西・雅赫拉（Kirsi Ahola）發現，研究開始時未滿四十五歲的所有受雇者中，患上工作倦怠者的死亡率，較其他人高出三五%。

每當我說出這些數據，人們總會流露驚訝及懷疑。經常有人問：「如果工作倦怠那麼嚴重，我們怎麼現在才知道有這種病？」準確來說並非如此。「工作倦怠」這個疾病聽起來很新，但卻困擾人們已久。一直到不久前，人們都只用「壓力」來稱呼它。壓力本身不一定會造成問題，少量的壓力亦可能有益。舉例來說，演講前我會感到壓力短暫飆高，這能確保我會比較清醒、專心，可以全神貫注於演講內容以及與聽眾的互動。史丹佛大學學者凱莉・麥高尼格（Kelly McGonigal）甚至認為，只要你能學會駕馭壓力、用它加強表現，壓力就是你的好朋友。

然而，一旦重擔（壓力大小、處境嚴重程度）超出我們的負荷能力（我們能用來應付的資源），壓力就成了問題。慢性壓力會漸漸掏空我們，最終使我們產生能量耗竭、身心俱疲等工作倦怠的症狀。長年來不斷警告人們、指出社會普遍壓力過高的那些心理學者，想必不會對今天這場危機感到意外。

「工作倦怠」一詞也並非那麼新穎。此概念是約四十年前，心理學家赫伯特・佛羅伊登伯格（Herbert Freudenberger）所提出的。一九七〇年代，他為紐約一群志工擔任顧問。佛羅伊登伯格注意到，這些原先滿腔熱血的志工，經過幾個月後，開始出現嚴重的情緒耗竭（emotional exhaustion）及喪失動機的狀況。和他通信的其中一位志工，描述自己感覺到「燃燒殆盡」（這也是工作倦怠的英文 burnout 的原意）——所有體力和精力都耗盡了，完全失去繼續努力的欲望，再也無法從工作中獲得滿足感。

約莫同時，美國另一頭的加州，人們也在社工身上發現了類似的症狀。心理學家克莉絲汀娜・馬斯拉赫（Christina Maslach）與蘇珊・傑克森（Susan Jackson），最初將「工作倦怠」描述為三種現象的綜合體：情緒耗竭、去個人化（depersonalization）以及成就感消失。這是如今普遍接受的一種描述。

多虧這些早期心理學家的奠基工作，世界各地的學者開始認識到工作倦怠的現象，並進行大量研究。自那以來，成千上萬人被診斷出患有這種病症，且近年來人數有增加的趨勢。大約十年前，工作倦怠一般被認為是典型發生於社工領域的一種疾病，如今已擴散到各行各業。導致的結果之一，是「工作倦怠」成了流行語，許多人會在日常交談中用它來表示有壓力。最近有個人跟我說：「我上週有點工作倦怠，因為要趕交期，壓力超大。」如此混用帶來一項隱憂：人們可能逐漸忘記工作倦怠的嚴重性。我曾聽某位員工嘆道：「現在大家私事一忙起來，就全都工作倦怠了。」當然，事實介於兩極之間。工作倦怠一詞確實有時被濫用了，但真正的工作倦怠仍是不容輕忽的大問題。

科技與角色壓力

雖說一九七〇年代，心理學界是在志工身上首次觀察到工作倦怠，然而今日，社工以外的領域也紛紛出現這種疾病。我們的勞動市場發生了什麼巨變？為何千萬人都出現了與勞累的七〇年代社工相同的症狀呢？今天人們的工作與志工的工作有什麼交集嗎？我認為，答案就在工作量，以及工作方式。

志工和社工的工作有個特點：事情永遠做不完。為社會奉獻的熱情太常以犧牲私生活、情緒無法休息為代價。雖然早已過了下班時間，卻仍一直想著工作的事。而自從進入二十一世紀，人們生活最重要的改變是什麼呢？就是科技革命。

先是家用電腦，然後筆記型電腦，接著是手機，現在又有智慧型手機。我們走到哪裡都能彼此通訊，也因此沒有一刻脫離工作環境。上個世紀，人們下班回家後，要處理工作非得等到隔天早上不可。現在，我們隨時隨地都能工作了，也有太多人真的隨時隨地都在工作。在我看來，工作倦怠的盛行，很明顯受到現代科技推波助瀾。

另一個今日員工與昔日社工的共同點，是心理學上所謂的「角色壓力」（role stress）。在二十世紀，多數職位的負責範圍較小且界線明確，每個人都有自己擅長的任務並單獨為這些任務負全責。現在時代不同了。每個職場都講求彈性、多工（multitasking，同時做多件事、一心多用），期待員工樣樣都會。許多人難以說明自己的職務；不僅對他人，對自己也說不清楚。「你的工作是什麼？」這在過去是社工很難回答的問題，現在幾乎任誰都很難回答了。

職責不清楚，是工作倦怠最顯著的預測因子之一。角色壓力會使人感到對工作失去主導權、只是任上司擺布的棋子，加上不知道該如何繼續成長或進步，因而陷入停滯。職務的不明確，也會導致工作成效難以評估，甚至最後，員工對於完成的工作也會失去成就感。角色壓力容易引起「助人症候群」（helper syndrome），也就是為了讓進展快一點，把所有事情都攬下來。這種處境也會使人不確定自己的價值，因此更不敢有半句怨言。最糟的是，角色壓力令人絕望透頂——你的工作永遠做不完，沒有一件事真的成功，只有滿坑滿谷的其他工作在後面排隊。

上面這段描述，恐怕很多人都會覺得非常熟悉。某種意義上來說，進入二十一世紀，我們全都變成社工了。原因一方面在於科技環境的改變，一方面則是勞動市場需求的改變。

性格的影響

受工作倦怠困擾的人數因大環境的轉變而來到史上新高，但這種疾病從來（真的從來）都不只是被環境造成的，還有性格。有些人一生都奉獻於社工或志工活動，卻從未發生工作倦怠，也有人可以手機放在枕邊睡覺、長年處理最五花八門的任務，都不會有疲憊和耗竭的症狀。

那麼，究竟是什麼決定一個人會不會發生工作倦怠？風險部分來自職業類型。近期問卷調查發現，護理人員、牙醫、教師、銀行家、中小企業發生此疾病的風險最高。不過，觀察工作倦怠者的個人特質，也可以找到明顯的危險族群。內向者比外向者更容易患上工作倦怠，因為他們習慣自己解決問題，非不得已不會尋求資源協助，哪怕只是請同事給予回饋。缺乏自信或情緒不穩的人們，也較容易出現此類症狀。較高憂鬱傾向不一定會提高工作倦怠發生率。憂鬱症為情緒方面的障礙，工作倦怠則為活力方面的障礙，但兩者之間可能互有關聯。完美主義者與理想主義者亦為高危險族群。完美主義者永遠覺得自己做得不夠好、不會有達成目標而滿足的感覺。工作好像總是還沒盡善盡美，因此他們無法真正享受成果。另一方面，理想主義者一心想實現極為崇高的目標，往往不知不覺努力過頭，最終把自己累垮。

心智彈性最重要

剛開始讀到這些風險因子，讀者可能會覺得有點灰心。我們大部分人都符合上述至少一項描述，而且完美主義、沒自信等特質經常被認為是無法改變的。如果我身為完美主義者，又是護理師，豈不註定要工作倦怠？放心，並不會。許多數據上屬於高危險族群的人，從來不會發生這類症狀。就算都是完美主義的護理師，每個人也不一樣。既然如此，又是什麼特質決定哪些人會被壓力擊垮，哪些人會愈挫愈勇呢？

答案是韌性。心智的彈性是應付逆境的能力，決定了我們多容易受壓力影響，以及真正發生工作倦怠的風險（無論環境與性格如何）。好消息是，韌性就像肌肉強度一樣，是可以培養及鍛鍊的。這也是本書將聚焦的重點。不過，如果希望避免工作倦怠，只關注心理是不夠的，也必須保持生理的韌性。我們從研究得知，飲食健康、運動充足的人抗壓性較高。富含營養的全食（whole food）有助於保持大腦靈光，運動則有助於釋放緊繃。此外，運動能讓人暫時拋開煩憂的念頭，有澄清思緒的效果。充足的睡眠對於心智韌性也不可或缺。因此，一個預防工作倦怠的好對策，須將身心兩方面的韌性元素都納入考量。

韌性，或「落後奮發定律」

從零到ZARA

阿曼西歐．奧特加（Amancio Ortega）出生剛滿兩個月，戰亂就爆發了。時為一九三六，西班牙史上最血腥戰事開始的那一年。這場內戰使奧特加一家不得不逃離他們居住的小山村布斯東戈（Busdongo de Arbas），和數百個農村家庭一起湧向城市，希望在城裡討生活。幾個艱苦的年頭過去，奧特加的父親在拉科魯尼亞（La Coruña）找到一份鐵路局的工作，但微薄的薪資幾乎養不起家中的四個孩子。為了補貼家用，他的母親也開始替人幫傭。

小奧特加十三歲的某天，與累了一天的母親一同走路回家。他們在附近的雜貨店停下採購，當時聽見的幾句對話，永遠改變了他的人生。當時他的母親向店員央求賒帳，店員堅持道：「不行啊，太太。這次你一定要付錢了。」那一刻，奧特加決心開始工作——至少可靠的消息來源是這麼說的，因為他本人從來不接受專訪。從此，他再也沒有去上學。一週後，他已進入當地的裁縫店打雜，幫忙送貨和摺衣服。

幾個月後，第二次世界大戰爆發。顯然，奧特加並不是天生的人生勝利組，沒人能預見這個孩子會在五十年後，成為世上最成功的人之一。這位創辦了ZARA等品牌的服裝業巨擘，擁有童話般的發跡故事：從一貧如洗的工人之子，一路爬到西班牙首富、全球時尚界首富，甚至不久前還是世界身價最高的三人之一。他的故事被人們稱作「從零到ZARA」(From Zero to Zara)，近似於「乞丐出頭天」的意思。許多人將奧特加視為成功的化身，但他的故事遠非特例。好比說，歐巴馬是由母親一手拉拔長大、曼德拉蹲過二十多年苦牢、賈伯斯曾被父母遺棄、J．K．羅琳一度是領救濟金的單親媽媽、Jay-Z少年時當過街頭毒販……像他們這樣從逆境中崛起的故事，是無數小說、電影與童話的主題，也是美國夢和數百萬人的夢想。

創傷後成長

「乞丐出頭天」的主題之所以廣受歡迎，與大眾認為這種事極為罕見的想法密不可分。某方面而言它們的確難能可貴，但殘酷的是，現實社會中出身寒微或生活困頓的人，能成為超級巨星者少之又少。然而，這些例子確實顯示了一些共同點。非凡的成功人士，經常都遭遇並克服過大量阻礙。英國心理學家約翰．尼可森（John Nicholson）長年對成功人士進行訪談，發現成功者都具備共同特質：曾於人生某時期（通常是年紀甚輕時）靠自己的力量，戰勝非常艱難的個人或職場處境。

有沒有可能，這些故事主角並不是「飽經風霜依然成功」而是「飽經風霜所以成功」？苦難和成功之間會不會有因果關聯？「乞丐出頭天」的文學教父狄更斯（Charles Dickens），在小說《遠大前程》（*Great Expectations*）中給出了對此的回答：「受苦比任何教育更有力……我曾經被打擊、錘鍊，卻因此成了（我希望中的）更好的形狀。」

這種現象並不是文學裡才有，我們看見它以形形色色的樣態出現。就像邱吉爾（Winston Churchill）說的：「切莫白白糟蹋了一場危機。」確實，有些龍頭企業的今日成就，要歸功於過去的危機。舉例來說，三星電子（Samsung）曾於一九九〇年代瀕臨破產（在稱霸韓國市場二十年後），三星會長李健熙不得不制定危機對策，沒想到他的應急之計，使三星躋身全球高科技電子領導品牌。雀巢（Nestlé）原本是間生產奶粉的瑞士小公司，在遭遇第一次世界大戰後，才逐漸成長為全球最大食品業者之一。德國的奧布雷希特兄弟（Karl and Theo Albrecht）最初只是希望度過二戰後的慘澹時期而構思出低價促銷的概念，結果造就了連鎖超市ＡＬＤＩ。所謂的「亞洲四小龍」（香港、新加坡、南韓、臺灣），五十年前也都還在世界貧窮國家之列。

事實證明，這種現象不只發生在經濟領域。荷蘭歷史學家楊·羅曼（Jan Romein）早在一九三五年就指出，歷史發展上似乎存在一種「領先受阻定律」（Law of the Handicap of the Head Start）和與之相對的「落後奮發定律」（Law of the Stimulative Arrears）。在他影響深遠的文章〈進步的辯證〉（The Dialectics of Progress）中，他以倫敦街燈為例。許多歐洲城市已裝有電氣路燈時，倫敦街頭仍點著老式煤氣燈。他簡單以該例對應此二定律。十九世紀，倫敦是世上數一數二的富裕之都，也是最早有預算建設街燈系統的城市之一。當時，使用煤氣燈是順理成章的選擇。到了其他城市有資金興建街燈的年代，更新的科技——電氣——已經發明。倫敦最早擁有建設街燈的資金和機會，結果反倒「因領先而受阻」，被過時的技術綁縛。其他城市起步較晚，卻後起直追，發展出先進許多的街燈系統。

道德方面，苦難時期也可能帶來重大的進步。普世人權獲得重視，極大的驅動力來自二戰的恐怖。最精湛的藝術可能誕生於匱乏之中，想想梵谷（Vincent van Gogh）或芙烈達·卡蘿

（Frida Kahlo）。最重要的發現可能是現實所迫，哥倫布發現新大陸即為一例。最美妙的音樂，有時源自痛苦與憂愁。

心理領域亦有相同現象。在心理學界，透過危機成長的現象廣為人知，只不過它有另一個名字——創傷後成長（post-traumatic growth，PTG）。

先驅號的研究

一九六〇年代以來，大量研究探討了心理創傷對人的影響，包括遭遇暴力、虐待、災難、疾病等不幸事件留下的創傷。創傷後壓力症候群（post-traumatic stress disorder，PTSD）也在八〇年代，正式成為被承認的病症。遺憾的是，人們如此聚焦於創傷的治療，以至於針對問題另一面的研究相當稀少。儘管如此，經歷創傷事件後，出現此症的僅為少數（介於八到三〇%）。絕大多數人在創傷後能很快恢復，且有相當高比例（從三〇到七〇%不等）似乎在事件之後出現正向成長。

諾丁漢大學（University of Nottingham）教授史蒂芬．約瑟夫（Stephen Joseph），在對

一九八七年「自由企業先驅號」（Herald of Free Enterprise）海難倖存者的研究中，描述了創傷後成長的現象。這艘郵輪於比利時外的北海翻覆，造成一百九十三名乘客不幸喪生。約五百名倖存者之中，有些人泡在冰冷的海水裡苦等數小時才被救起，造成格外嚴重的創傷。

於是，英國精神病學研究院（Institute of Psychiatry）成立了「先驅號研究小組」，預計花費數年時間，觀察倖存者的創傷後壓力症候群情形。雖然許多人確實出現了壓力相關症狀，但約瑟夫教授注意到，也有些經此劫難的生還者顯得驚人地健康。事發三年後，他詢問所有倖存者：「經過沉船事件，你的人生觀是否有正面或負面變化？」四六％回答有壞的改變，四三％則表示變好了。

約瑟夫教授後來在《凡殺不死我們的》（*What Doesn't Kill Us*）一書中解釋，某些人經歷創傷後，心理會變得更健康強大。出現創傷後成長的人，更滿足於現在的自己，看待生命的視角更宏觀，也更享受人際互動。創傷事件似乎觸發了某種正向改變，使他們的觀點和內在力量都明顯不同。但約瑟夫教授補充，這並不意味著他們一定更快樂。

世上大部分人都很幸運，不會經歷像沉船這麼大的災難。只不過，我們生命中遇上失去或痛苦的機率接近百分之百——或許是婚姻結束、親友亡故、事業失敗或一場天災。即使住在最安全的國家，也無需詢問人生「會不會」遭遇變故，問題只有「何時」與「何種」而已。

人生經歷創傷幾乎是註定的事，但無論多巨大的創傷，都同時是成長和成功的契機。因此我們需要瞭解：什麼因素決定人在受到創傷時會一蹶不振，或者愈挫愈勇？

順著這個脈絡，我想請讀者思考以下這則簡短的訃聞。它刊登於馬來西亞航空MH17航班失事後幾個月，該班機從阿姆斯特丹飛往吉隆坡途中，墜毀於烏克蘭，機上二百八十三名乘客全數罹難（事件發生於二〇一四年七月）。

敬告諸親友：漢克．帕馬先生於馬航空難中痛失愛女艾爾拉、女婿羅伯特、孫女梅瑞與孫子馬克後，肝腸寸斷，難以平復，今已與世長辭，享耆壽九十三歲。

漢克老先生因悲痛而離世了。毫無疑問，失去兒女是一個人可能遭遇最痛苦的變故之一，而且真的足以致命。但再讓我們看看不幸喪生於同一場空難、赴荷蘭攻讀博士的馬來西亞學生阿里，他的家人作何反應。他的父母是否也與漢克一樣，因痛徹心扉而喪失生存意志？不是的。他們痛失愛子後，決定聽從他生前的建議，一家人出國到荷蘭鹿特丹，瞭解他的世界。後來，我讀到也在該航班上的二十一歲女孩克莉絲汀娜父母的故事，他們找到她的「一生必做的事」清單，決定代替女兒完成她的心願。

因為有韌性，逆境變助力

為什麼同樣面對悲痛，有些人會被傷心擊垮，另一些人則變得更堅強？為什麼有些人絕望投降，另一些人卻能夠反擊？縱然漢克老先生的離世和歲數關聯甚大，而阿里的父母也還有其他子女能幫助他們從哀傷中分心，但這類因素仍無法說明，為何有些人能在落水時學會游泳，而非像其他人一樣葬身水底。

造成關鍵差異的，是個人內在的一項特質：韌性，即跌落人生低谷時重新站起來的能力。這決定了我們承受危機的能耐。韌性能將生命擲向你的一切反彈回去，就算生命將你重重砸下，你也能像顆橡皮球般高高彈起。韌性不僅決定我們能否熬過危機，也決定了我們能否因此成長。

我們都知道，人生一定會有逆境。人們常誤以為一帆風順的人才會成功，但事實上，成功人士的交集，在於他們都曾挺過強勁的逆風，而且從負面經驗中學習。有韌性的人特別擅長的一件事：將每項劣勢化為自己的優勢。成功非關如何利用好運和良機，而是端看一個人怎麼面對逆境。韌性會讓人有能力將逆境化為助力。

好消息是，不同於智力或性格，一個人反彈逆境的能力，只有部分取決於先天基因。這並不是說韌性很容易評估和操控，畢竟生命中會經歷什麼創傷，也不是我們可以決定的。但至少，我們可以盡量加強自己的韌性，以便更能承受意外的衝擊。就像出門慢跑前先做暖身那樣。

韌性帶來投入

創傷後成長的相關研究，清楚顯示出韌性在危機時代的重要性。我個人認為，面對當前的腦內危機，無論站在個體或社會集體立場，最需要投資的特質皆為韌性。如果天秤的一頭放著工作倦怠，與之抗衡的另一頭，想必就是韌性帶來的投入（engagement）了。

越來越多研究者同意，投入是最接近工作倦怠「解藥」的東西。鹿特丹伊拉斯謨大學

（Erasmus University Rotterdam）教授阿諾・巴克（Arnold Bakker），他的研究生涯有大半獻給了這個課題。他與烏特勒支大學的蕭費里合作，開發出目前國際通用的「烏特勒支工作投入量表」（Utrecht Work Engagement Scale）。巴克認為，人要對一份工作有熱忱，必須充分具備三個特點：一是活力（vitality）——身心能量充沛；二是奉獻（dedication）——積極看待自己的工作；三是沉迷（absorption）——可以對這份工作專心到忘了周圍的事。

巴克在研究中發現，有能力投入的員工比其他人更活躍、更熱情且充滿自信，知道自己的人生方向在哪裡。由於態度積極且參與活動眾多，有熱忱的員工能透過獲得尊重、肯定和成功，為自己創造正向回饋。自從二〇〇〇年烏特勒支工作投入量表發明以來，美國蓋洛普民調公司（Gallup）等研究機構也調查了人們投入工作的普遍程度。儘管近年來工作倦怠的數字以駭人速度飆升，工作投入的數字卻十幾年如一日。全球受雇者中，約一三％對工作懷抱熱忱。美國的數字明顯較高，熱忱者占了三二％。令人驚訝的是，熱忱的人對工作以外的活動也非常投入。他們當然也會疲憊，但他們認為那是一種愉快的狀態，因為在這些時候，他們也會有成就感。

誰會投入工作？

聽到這裡，不少人可能會想：天底下哪有這麼美的事？人們經常認定如此熱忱投入者一定是工作狂，而且大部分人受不了這種工作成癮的同事。然而，巴克的研究顯示，投入的員工並未對工作上癮。真正的工作狂，內在會有一種拼命工作的衝動，無法克制自己。投入的人因喜歡而工作，但通常也喜歡從事工作以外的其他活動。差別看來不大，結果卻天差地遠。工作狂會直接導致工作倦怠，投入則能預防身心耗竭。

正如工作倦怠是環境和性格共同造成的結果，人會產生投入，也是這兩項因素交互作用的關係。當一個職場環境提供自主權、能得到回饋意見、人際互動融洽，員工有較高機率投入工作。而在性格方面，外向、情緒穩定、自我責任感（conscientiousness）皆與容易投入有關，主動積極的個性也會促進投入。這一類型的人會主動改造環境，使環境更益於己。他們會持續尋找機會、採取行動，一直到看見有意義的改變為止。

巴克定義了所謂的「工作塑造者」（job crafters），即主動尋求挑戰、有意識地增加所學、出於自願接下任務的人。工作塑造者之所以努力達成目標，是因為目標符合他們的興趣，而不是因為別人叫他們這麼做。舉例來說，一位具備這些特質的助理，可能自己決定要帶新同仁參觀辦公室，儘管這不是老闆規定必做的工作。工作塑造者也會在需要時尋求協助及回饋，例如一位員工可能習慣主動詢問同事意見，藉此把負責的工作做得更好。

因此，人對工作投入的多寡，某程度上是被環境和性格決定的。幸好，一些會變化的個人特質，也影響著我們投入與否。韌性由樂觀、效率、抗壓性和自我肯定交織而成，不像某些人格特質（例如外向）是天性使然，它可以透過後天習得。員工越是培養出這些特質，就越能夠充分利用職場資源。最重要的資源包括常態性的回饋、同事間的人際支持、各種技能以及成長機會。巴克認為，投資這些他稱之為「個人資源」的會變化特質，是抵擋工作倦怠最好的保護傘。

忘我的心流狀態

然而，投入不只是工作倦怠的解藥，若只看到它的這一面，就要錯過大好機會了。根據巴克的研究，投入的員工似乎不僅較快樂、有熱情，連身體健康也更良好，例如心臟的健康狀況。一種可能的解釋是，投入的員工較傾向從事工作之餘的休閒活動，像是運動、社交或個人興趣。從這些活動獲得的能量，使他們更能專注於工作。除了正面影響自己的身心狀態，投入的員工還會正面影響身邊的人。他們會不自覺促進同事的投入程度，經常是辦公室裡創新和創意的源頭，讓整間公司都收到正面效果。

美國一項研究發現，投入的員工，其曠職機率比其他員工低二七%，平均產能則高出一八%。荷蘭政府一項關於永續雇用（sustainable employability）的研究推估，全荷員工的產能每增加一%，一年將增加六十億歐元的產值。換算成擁有一百名員工的公司，相當於會增加九萬五千歐元的年營收。

如果你覺得這麼多好處和潛在效益還不夠，那我再分享一點：投入還是體驗到心流狀態最重要的預測因子。「心流」（flow）是美國心理學家米哈里・契克森米哈伊（Mihaly Csikszentmihalyi）提出的一種心理狀態，指一個人完全沉浸於此刻正在做的事，對周圍的一切、時間、空間都到了渾然不覺的地步。此時人會達到最專注、最積極的狀態，負面情緒消失無蹤，全副心思都緊隨正在進行的活動。

心流遠不止感受到愉悅，它也是韌性的催化劑。契克森米哈伊的研究顯示，心流不只使人更快樂，也使人更成功。我們只需想想，這種狀態其實是吸收新知、提高產能最容易的境界，便知道此結果相當合理。員工能進入心流狀態的時刻越多，工作效率就越高，於是又有更多時間可能經歷心流……如此良性循環下去。

關於心流，有個世界知名的例子，就是米開朗基羅的西斯汀禮拜堂（Sistine Chapel）壁畫。據說，米開朗基羅當時完全沉迷於作畫，到了不吃、不喝、不睡的地步，一畫就要畫到累倒為止。相傳壁畫完成時，他已因為好幾年仰頭繪畫、顏料滴進眼睛而將近失明。

但我們不必成為世界繪畫大師，也能經歷心流。大部分人都曾在某些時候體驗過這種狀態。心流時刻常與運動、音樂、冥想、藝術有關，然而其他各行各業也都可能體會到。令許多人懊惱的一點，是它無法呼之即來、揮之即去。關於這點，答案也在強化韌性。

金字塔之頂

投資韌性不只為工作帶來源源不絕的機會，韌性的概念還涉及人類最基本的需求。這關係到心理學開始轉向科學方法後，首先探索的其中一個領域——人類幸福健康的基本要素。

馬斯洛（Abraham Maslow）於一九四〇年代提出著名的「需求金字塔」概念[2]，從此奠定了他的學術地位。他將人類的內在動機，連結到不同層次的需求。金字塔最底層是生理需求，接著是安全、人際連結、尊嚴，最頂層則是自我實現。這個概念基本上是說，人必須先滿足生理需求，達到這點以後，才會開始滿足其他「較高層次」的需求。簡單來說，人會先設法填飽肚子，然後尋找遮風避雨之處。當這些都滿足了，才有時間去交朋友。

過去這些年，馬斯洛的金字塔受到嚴厲批判，因為人們發現，現實中不一定要等到解決所有較低需求後，才能開始追求較高需求。但我們看到，有韌性的人通常會滿足所有這些需求，直到抵達金字塔頂端。人生中最美麗的境界，莫過於馬斯洛的金字塔頂端了。拜科學研究成果所賜，登上金字塔頂的道路一天比一天清晰。美國心理學家丹尼爾．吉爾伯特（Daniel Gilbert）對此有句名言，他說：「再過不久，（心理）科學便能詳細告訴我們，如何活出我們想要的人生。但它永遠無法告訴我們，我們想要的人生是什麼樣子。那終究得靠我們自己決定。」

關於實現目標的方法，科學能教我們很多，但要不要朝目標邁進，始終掌握在我們自己手中。關鍵在於是否要投注努力、把握現有的機會，並盡量開創潛在的機會。對於個人、組織、社會，此道理都同樣適用。

若我們有足夠的韌性進而到達金字塔頂端，不只能獲得隨之而來的諸多益處（包括免於工作倦怠和壓力）還能發現另一項寶藏，那就是幸福快樂。這或許很難想像，卻是確鑿的事實。今日，快樂比過去時代更觸手可及。我起初對此抱持懷疑，直到在瑞士的一個山城裡，自己領略了這一點。

掃描儀下的快樂

幾年前，我在阿爾卑斯的群山環繞中，見到了「世界上最快樂的人」。繁榮的達沃斯（Davos）鎮終年皆為熱鬧的滑雪健行勝地，但每年一度，它會變身成一個戒備森嚴、不許閒雜人等進入的地方，好讓世界級商業餐會「世界經濟論壇」（World Economic Forum）得以順利舉行。國家元首、政府領袖、全球企業界翹楚中的翹楚、思想大師、藝術巨匠、科學泰斗齊聚於此，議論時下的全球發展和挑戰。二〇一二年，身為年輕學者的我，很榮幸地參加了這場年度盛事。其中有個場次，令我的科學魂為之興奮不已。題目為「快樂的科學與藝術」，受邀講者

2　譯注：馬斯洛一九四三年提出「需求層次」（Hierarchy of Needs）理論，後世經常以金字塔示之，但他本人不曾用金字塔來形容需求層次。

將由各自觀點出發，討論「快樂」這個命題。

那場座談的主持人是著有暢銷全球的《EQ》等書的丹尼爾・高曼（Daniel Goleman），與談者包括正念（mindfulness）之父喬・卡巴金（Jon Kabat-Zinn）、對同理心進行具開創性研究且帶來極大突破的塔尼亞・辛格（Tania Singer）、以神經可塑性（neuroplasticity）這種腦神經再生及重組能力研究聞名的理查・戴維森（Richard Davidson），以及另外幾位聲名顯赫的嘉賓。他們每位都是各自領域的先驅，齊聚一堂討論快樂這個主題。我可不能錯過。

該場次的地點在會議中心較小的會場。我覺得很合理。我猜那主要大概是個「白徽章」場次。在達沃斯論壇，受邀者配戴藍徽章，同行者則配戴白徽章，每年都會有一些為「白徽章」安排的活動。我以為我會是去聽那場討論的少數藍徽章。「世界領袖想必有更急迫的事要操心。」我這麼想著。

我錯了。會場可坐一百個人，我到的時候牆壁已被沒位子的觀眾貼滿，人們開始在地上找空間坐。座談開始時，整個會場擠得水泄不通，藍徽章和白徽章摩肩擦踵。我第一次意識到，快樂是每個人都關注的課題。

想要快樂的人不分類型。無論年齡、社會階級、職務還是意識形態，活得快樂是每個人的終極目標。我們追逐的其他事物、賺來的錢、打下的事業、贏得的成就、踏上的旅行……每一項追求的背後，總是潛藏著對幸福快樂的想望。

快樂不僅是終極目標，在多數人眼裡，它似乎也是永遠達不到的目標，就像不會現身的果陀（Godot）[3]。整個過程堪比找尋天堂。我們身為人，頂多只能期待在這條追尋快樂的無果之路上，別太不快樂就好了。或者說，至少那場座談開始前，我是這麼想的。

然後他進場了。那個「全世界最快樂的人」。穿著橘紅袍子、頂著光頭、帶著大大笑容的馬修・李卡德（Matthieu Ricard），看起來活像是從佛寺偷溜出來的傢伙。他走來走去，始終容光煥發，彷彿剛吞下一顆燦爛的金球。老實說，不是我特別欣賞的型。「太開心了，感覺不太可信，」我心想，「好像迷迷糊糊的。」直到他開口說話……

---

3 譯注：愛爾蘭作家貝克特（Samuel Beckett）名劇《等待果陀》中，主角們從頭到尾都在等待，卻始終沒有出現的人物。

「快樂是什麼？或者我們應該問，幸福是什麼？因為，當然了，快樂只是種怡人的感受，是一種深沉的平靜和滿足，一種所有情緒都在場的狀態，甚至哀痛。」

這定義聽起來很有道理，一點也不迷糊。我低頭看看會議手冊，找到這位講者的簡介。「細胞遺傳學博士，達賴喇嘛知交，研究佛教四十年。」臺上的李卡德繼續說道：

「然而今天，人們是怎麼追尋快樂的呢？我們經常會向外搜索。遺憾的是，我們對外界的控制有限、無法長久，甚至往往只是幻想。當我們轉向內在，我們很快就會發現，尋得快樂的機會好像提高了。將我們對外界的經驗轉譯為喜怒哀樂的，不正是我們的心靈嗎？」

接著，李卡德談起實際上能怎麼做，來讓心靈更容易感知到快樂，他認為最好的辦法是冥想（一位僧人這麼說並不令人意外）。「一種轉化心靈的方式，讓心能吸收快樂，而不是排斥快樂。」我望向神經科學家理查．戴維森。面對這個說法，他會怎麼回應呢？他果真接過了麥克風。

戴維森解釋，他實際測試了李卡德的說法。他請李卡德每天到威斯康辛大學麥迪遜分校

（University of Wisconsin-Madison）報到，在磁振造影儀裡頭冥想。李卡德要躺在掃描儀的大圓筒裡，被一百二十八個感測器照著冥想，真是辛苦他了。但他們有了驚人的發現。李卡德在沉思惻隱之心時，磁振造影儀記錄到神經科學史上最高的伽瑪射線值。伽瑪射線與增強的覺察、靈敏的大腦運作、極致的喜悅有關。從那天起，李卡德就被封了個「全世界最快樂的人」的稱號。

那場掃描實驗能告訴我們許多事情。李卡德自己強調，冥想對神經可塑性——即我們大腦改變結構的能力——有強大作用。但我個人從此記得的是，快樂並不只是一種渴望。快樂是可以得到的，還可以測量，而且確實就存在於我們心中。

快樂方程式

過去數年間，科學也加入了尋找快樂的行列。如果說直到不久前，心理學的重點一直放在「減少人們的痛苦」，那麼今日的大哉問就變成了科學如何為「增加人們的快樂」出一份力。有鑑於這方面的關注日漸升高，鹿特丹大學榮譽教授魯特．凡霍芬（Ruut Veenhoven）幾年前決定建立一個「快樂資料庫」（Database of Happines），收集快樂相關的科學文獻，如今總數已累積達到九千筆以上。

針對快樂的研究如此之多，似乎已超過我們所能掌握的程度。不過，倫敦大學學院（University College London）幾位神經科學家，成功將科學界的「快樂參考資料」整合為一個簡潔有力的數學方程式。他們同時透過調查及功能性磁振造影兩種方法，驗證該方程式的有效性，並將結果發表於權威科學期刊《美國國家科學院院刊》（*Proceedings of the National Academy of Sciences*）。這個快樂方程式如下：$HAPPINESS(t)=W_0 W_1 \sum_{j=1}^{t} \gamma^{t-j} CR_j + W_2 \sum_{j=1}^{t} \gamma^{t-j} EV_j + W_3 \sum_{j=1}^{t} \gamma^{t-j} RPE_j$

快樂（HAPPINESS）＝平時心情（W_0）＋你滿足的所有（CR）＋你期待的所獲（EV）＋實際所獲與期待所獲之落差（RPE）。重複出現的 Σ 函數，則用來根據近期歷史加權各項因素。

總結來說，此方程式說明，當事情的結果比預期好，人就會覺得快樂。在這方面，它驗證了許多思想家、作家、哲學家早已知曉的事。傑出物理學家史蒂芬·霍金（Stephen Hawking）說過一句與此相關的名言。霍金年輕時便罹患肌萎縮性脊髓側索硬化症（ALS），即俗稱「漸凍症」的神經疾病。他說：「二十一歲那年起，我對一切的期待就降到了零。從那以來的每件事，都是額外驚喜。」

除了呈現出「比預期好」為快樂的重要面向，這個方程式也清楚顯示，人的快樂程度主要是「長期與短期」、「內在與外在」細緻交互作用的結果。內在的影響包括了情緒、心理、心智的要素。透過調整和改變這些要素，我們便能開發及運用自己的心智韌性。這也就是以下的第二部，我將進一步細述的主題。

第二部

培養你的韌性

每個人都有心智資本，有些人的初始資金比別人多一點，但收穫最豐碩的，未必是開始時最具優勢的人。這也離不開「落後奮發定律」。這份資本能助我們度過人生關卡，本錢多寡決定了我們的韌性。

每一個人，都有能力活出最精彩的人生。要揮霍或耕耘初始的心智資本，始終操之在己。想要轉虧為盈，有些人可能只需要轉換心態並積極面對生活，也有些人得投注相當的努力來補強自己的韌性。無論起跑點在哪，投資心智資本都是一項零風險的行動——你只可能獲利。

心智韌性不會從天上掉下來。培養韌性一定是刻意的選擇，需要下定兩個決心。你必須決定在自己人生中扮演積極的角色，也必須有承擔責任的決心。兩者聽起來都很合理，似乎不難，實行起來卻並非如此。

我們太常讓自己被發生的事帶著走。我們容易陷入自憐自艾，卻又寧可相信錯的都是別人。但我們時常忘了，無論怪罪誰、多惋惜，事情也不會有任何不同。即使人生不如意，它依舊是我們的人生，想要改變就唯有透過自己主動介入一途。如果不想讓別人決定我們的人生，就必須設法自己掌舵，哪怕需要經過一番苦鬥。

想把心智練得更強，你必須打定主意為你的人生負責。只是一時興起、許下幾個新年新希望是不夠的。你需要積極行動，設定實際可行的目標，並為此調整生活方式，也需要抽出時間思索你的夢想和期望，確定沒有遺漏內心重視的事物。

人一旦有韌性，就能從負面經驗中學習，並主動發掘新的機會。包括內在的、人際的、所處環境中的，以及外界的機會。同時，有韌性的人不怕接受幫助，能積極尋找資源來協助自己。擁有韌性時，人們能夠以力量、喜悅、希望為基礎，與他人建立連結。這些都將於無數方面帶來益處：心智、心理、人際、財富、經濟、社會……說也說不完。

身為個人，想增加自己的心智資本，只能捲起袖子開始動手。換作企業，想提升員工的心智資本，也唯有實際投注努力一途。可惜的是，即使工作倦怠危機當前，許多主管仍對投資心智資本興趣缺缺，因為他們不想花費時間、心力和金錢。雖然工作倦怠已被承認為職業疾病，大環境依舊沒有太多改變。企業界和媒體舞臺上的辯論，停留在工作倦怠的盛行該怪誰——是企業要趕緊改正，還是政府必須負責，或者原因出在員工本身？探討這些問題固然有其意義，但可以想見，答案會在某個中間點。雇主、政府、雇員需要一齊改變，各方皆有責。與其忙著追究責任，不如先關注如何解決問題。

所幸，也有一些企業選擇毅然決然地投資韌性，以正面回應這場工作倦怠危機。結果顯示效果極佳，員工和公司都因此受惠。採取積極的用腦策略，能確保員工表現得更好、減少生病缺勤的可能。而且，選擇友善大腦的策略——即目前職場韌性方面最先進的作法——還能吸引最聰明優秀的人才投效。想像你是一位青年才俊，下面兩家企業你會選哪一家？是薪水高、福利好，但發展機會有限、容易身心耗竭的企業，還是除了物質福利以外，也確保同仁有機會成長、強化心智韌性的企業？

決定投資心智資本，算是跨越了第一道門檻，但接下來的起步階段才是真難關。多數個人與企業，對韌性只有籠統的概念，不太清楚它具體指的是什麼。我太常看見人們有心嘗試，卻無疾而終，因為他們缺少與此相容的大藍圖，或採取的作法互相抵觸。強化韌性首先需要的，是發掘可以協助我們站起來的資源。什麼特質能確保人們在生命觸底時反彈？韌性有哪些原動力？這些是我們將在此部分嘗試回答的問題。

有個重點值得銘記：心智韌性是一套存在於我們內在的工具。自制力或意志力讓我們能堅定地朝目標前進。善用意識與無意識，能協助我們有效減少壓力帶來的負面效應。專注可以提升我們認知理解的能力。如此，最終便能仰賴及刺激人類原始的樂觀本能，建立一個收穫心智財富所需要的情緒基礎。

別老想著棉花糖：自制的可貴

天才的秘密

達文西、莫札特、愛因斯坦……這些人都以不同方式改變了世界，也因各不相同的理由流芳百世。他們究竟有什麼共同點？為何最後被寫進歷史書裡的是他們，而不是他們的同事或朋友呢？

很多人會說是「天資」或「天賦」。我們嚮往非凡的能力或才幹。然而，研究顯示，人的成功只有二五％能歸因於天生的智力或才華。那剩下的七五％怎麼來的？是機運，或者冥冥之中的安排，決定了哪些人的天賦會開花結果嗎？

愛因斯坦認為，他的成功與異常旺盛的好奇心有關。他說過：「我沒什麼特別的天賦，只是擁有熱烈的好奇心。」他也深信想像力的重要。愛因斯坦在學校並不特別出色，但他相信童話故事塑造了他的智力。他曾說：「邏輯可以帶你從A走到Z，想像力則能夠帶你去任何地方。」

對此莫札特持不同看法：「絕頂聰明、想像力超群或兩者兼具，都無法造就一個天才。只有愛——愛才是天才的靈魂。」這位音樂神童的日記中有個著名段落，描述他如何一夜之間靈感湧現，無中生有地創造出一整首交響曲。達文西的觀點又不一樣了：「一切技藝的高低，取決於自我掌控的技藝。」

每位成功的天才都有成功的原因，毫無疑問，他們也確實真是天才，但從美國心理學家安琪拉・李・達克沃斯（Angela Lee Duckworth，李惠安）開始，才有人實際研究此問題。達克沃斯鑽研了三百位「開花結果的天才」的生平傳記，尋找他們的共同點，或說使他們鶴立雞群的特質。「偉人何以成為偉人？」對於這個人類從荷馬（Homer）時代探索至今的大哉問，她提出了第一個有根據的答案，將他們與眾不同的地方稱為「恆毅力」（grit）。

恆毅力是成敗關鍵

達克沃斯發現，天才都具有兩項特質：最顯著的是不屈不撓的傾向，第二項則是偏好不斷挑戰自己。這三百人當中的每一人，都在功成名就前，於單一計畫或技能上投注了十年以上的歲月。就算前景暫時（或一直）不樂觀，仍然執迷地堅持下去。

達克沃斯將這兩項特質的加總稱為「恆毅力」，也就是長時間承受挑戰的能力。每一個天才成功的案例中，這件事的影響都比天賦更大。天賦最高未必能造就「最偉大」。莫札特的姊姊瑪麗亞．安娜．莫札特（Maria Anna Mozart）據說是資質甚至超過弟弟的天才少女，然而身為女孩，被認為不適合在當時的主要演奏場所拋頭露面。達爾文有個表弟兼長年通信的筆友法蘭西斯．高爾頓（Francis Galton），當時被很多人認為聰明才智在達爾文之上，例如首創「先天與後天」（nature versus nurture）的說法。然而，達爾文才是那個一生沉迷、奉獻於研究演化的人。

許多「偉人」表示，他們深受某些同代人的啟發。偉人的另一個交集，是他們經常自認天賦並不突出、自己的成功只是有「恆毅力」的緣故（雖然他們不是用這個詞）。描述完交響曲靈感乍現的一夜後，莫札特在日記中接著記錄他如何又花了數月時間，精心雕琢一首基本上已存在於他腦中裡的曲子。愛因斯坦曾說：「我沒有特別聰明，只是停在問題上的時間比別人久。」達文西寫道：「心永遠不會疲於學習。」我們在這些例子中，都能看見恆毅力。

達克沃斯鎖定歷史人物作為分析對象，但讀者也可能在自己身處的社會中找到一些實例。我記得威爾．史密斯（Will Smith）的一段往事。他作為饒舌歌手、演員、製片人、商人取得了耀眼的成功，當人們問他秘訣，他說：「我覺得我唯一與眾不同的地方，是不怕練到累死。只有這一點，我不會被任何人比下去。你可能比我有才、比我聰明、比我性感，所有講得出來的資質都比我強。但要是今天我們一起練跑步機，看誰先撐不下去，就只有兩種結果——要麼你下去，要麼我累死。就這麼簡單。」

成功的預測指標

在這項發現後，達克沃斯繼續研究她的「恆毅力理論」，調查對象也包括不那麼有名的普通人。她設計了僅有十二項問題的恆毅力測試，請所有她能想到的人作答。在她的學生、運動選手和受訓軍人中，恆毅力測試似乎比任何招生考試、智力測驗或耐力測驗，都更能有效預測一個人是否成功。其他學者也開始加入恆毅力研究，收集到的更多證據，顯示恆毅力不僅對一個人自己的生涯有影響，還會影響他們周圍的人。有恆毅力的老師能協助學生在特定科目上表現較好，而這些學生於往後人生中也更成功。

雖然對恆毅力的研究才剛起步，卻已充分顯示，投資這項特質將對企業生活產生巨大影響。以人才招募來說，此前人們缺乏更好的標準，因此多半是靠學歷和經歷來衡量求職者。履歷精彩豐富的人，往往能讓徵才者留下較好印象。然而根據恆毅力理論，對於長期投入同一件事、經驗或許沒那麼多樣的求職者，我們也許應該提高評價。他們可能比每隔兩三年就變換挑戰的人更有恆毅力。

恆毅力可能衝擊企業界的另一領域，就是管理。若說有恆毅力的老師能使學生更成功，那麼，有恆毅力的上司能對下屬產生什麼作用？與其要求主管們參加「如何增進客戶滿意度」、「員工激勵技巧」等課程，不如增加他們本身的恆毅力，也許效果更佳。問題是，這辦得到嗎？恆毅力能增加或培養嗎？

恆毅力仍是一門新學問，但構成這種能力的基本要素已逐漸清楚。具體而言有二：將目光放遠的能力，以及控制自己行為的能力。這兩件事在心理學中，都屬於一個比恆毅力更為人熟知的領域，即自制力（self-control）研究。

自制力不是恆毅力的先決條件，但兩者息息相關。有自制力的人在日常生活中更能抵抗誘惑，因為他們有能力思考長期後果。而能控制自己日常行為的人，在恆毅力測試中，會取得較高的分數。恆毅力和自制力的一大差別，是人們聽到這兩者的感受。許多人覺得恆毅力太抽象，很難把增加恆毅力當作主要目標。那增加自制力呢？嗯，感覺可以試試看喔。所以我們每年都在試、每年都失敗。

新年新希望

每年跨年後的第一個週日，你都會看見公園裡好多人在慢跑。一大清早，他們就不畏寒冷地出來運動，想讓今年有個好起頭。你彷彿能聽見他們一邊跑一邊想著「今年我一定要不一樣」，但緊接著是新年的應酬、冬季的憂鬱、初春的繁忙、梅雨季……你還沒來得及想要不要也開始練跑，週日早晨的公園就又恢復寧靜安詳、空空蕩蕩的景象了。

新年新希望是最好的例子，展示了人無法僅憑意志力達成目標。無論你多有意志力、對自己多有信心，欲將夢想化為現實，還需要意志力以外的東西。這樣東西就是自制力——在需要的時候，控制及調整自己情緒、反應和行為模式的能力。

每個人生下來，當然都情願相信自己有自制力。覺得要成為怎樣的人、做什麼事、過什麼樣的人生，都能憑自己決定。自由意志是我們最珍惜的美麗幻覺。直到我們陷入無法自拔的戀愛，或染上某種癮，或怎樣都甩不掉多出來的幾公斤，或在不想哭的場合哭泣……這些時候，我們深感絕望，因為我們發現了殘酷的事實——我們不如自己想的那麼有自制力。

自制力讓我們不必非得順從衝動，可以作出正確或明智的判斷，不被情緒或本能牽著鼻子走。克制衝動的能力，足以左右我們的生命品質，無論在日常或關鍵時刻（例如危機之中）都非常重要。它能防止我們亂買用不上的東西、阻止我們零食吃個不停，或避免把時間都花在滑手機上。自制力替我們擋下成癮、過度肥胖、自毀傾向。既然自制力這麼棒，我們難道無法增加它嗎？如果覺得自己缺乏自制力，有沒有改善的方法？

成功的棉花糖

將自制力放上心理學版圖的開山祖師，是美國學者沃爾特・米歇爾（Walter Mischel）。一九七〇年，他以經典的「棉花糖實驗」測試幼兒的自制力。研究人員給小孩一塊棉花糖，然後讓孩子獨處十五分鐘，離開前告訴他們，如果這段時間不吃棉花糖，待會就能得到第二塊。只有極少數的孩子等也不等，就把棉花糖吃了。六百名受試幼兒中，有三分之一成功將棉花糖保留了十五分鐘。

實驗結果看來，自制力最主要取決於年齡，這是因為自制力是由我們大腦最晚發育的區域——前額葉皮質（prefrontal cortex）前側掌管。研究顯示，該區域要到二十歲至二十五歲才會發育成熟，所以兒童的自制力比成人弱。影響次大的因素是家庭環境，若非由雙親共同養育的孩子，吃糖之前平均忍耐的時間也短得多。

但這項研究最具突破性的成果，是在二十年後的追蹤調查中發現的。研究人員調查了參與棉花糖實驗的孩子，結果顯示，當年得到第二塊棉花糖的小孩，似乎發展較好。在如今已是青年的這群受試者中，當年實驗裡沒吃棉花糖的人，不僅身心健康都比較好、成癮問題較少、犯罪率較低，學術成就和平均收入也相對較高。

近來其他研究同樣證實，人在孩童期的自制力可以作為指標，預測成年後的身心健康狀況。其中有項紐西蘭的研究尤其驚人。該研究持續二十七年，追蹤多對雙胞胎。結果發現，背景完全相同的雙胞胎，童年時顯得較無自制力的一方，也是到了三十多歲時兩人之中健康狀況較差、遭遇較多經濟問題、參與較多犯罪活動的一方。

乍看之下，這些結果好像很令人沮喪，彷彿在說自制力是天生的，從小自制力差的人就只有人生失敗的份。但眼尖的人會察覺，米歇爾的研究也透露了好消息，即自制力對成功的影響可能比資質或出身更大。這項假設後來被諾貝爾獎得主、芝加哥大學學者詹姆斯．赫克曼（James Heckman）進一步闡述發表，並且成為達克沃斯的恆毅力研究基礎。

自制力不是天註定

事實上，有不少研究證明自制力可後天習得。我們克制衝動的能力，主要涉及大腦前額葉皮質的三個區域：「執行中樞」背外側前額葉皮質（dorsolateral prefrontal cortex）、「情緒控制區」腹內側前額葉皮質（ventromedial prefrontal cortex），以及「痛覺處理區」前扣帶皮質（anterior cingulate cortex）。這些區域也被認為對應到智力。這似乎很符合大眾想像。人們常形容自制力高的人「聰明」，因為他們「行動前會先思考」。自制力有部分如同智力，是被先天基因決定的。

當然，故事還沒完。大腦比我們很多人以為的更有可塑性。人真的可以活到老、學到老，也無論幾歲都能訓練自己改變行為。但「好的開始是成功的一半」這句俗話也沒說錯，好習慣真能影響人的一生。

參加棉花糖實驗的孩子，年紀介於四到六歲之間。雖說自制力是預測人生成功的最準確指標之一，但它屬於大腦最晚發展的幾項能力。人平均會在五歲前後學會自我控制，不過也有些小孩發展較早。

能看出嬰幼兒開始懂事、學會克制衝動的一種活動，是陪他們玩躲貓貓。這是身為父母的人，最早能和小孩玩的遊戲之一。爸爸媽媽會躲到椅子或毯子後面消失不見，再從別的地方冒出來，孩子和爸媽都愛極了這種遊戲。九個月大的嬰兒會開始轉移視線，不再盯著大人最後不見的地方。換言之，他們已能克制持續尋找同一處的衝動，逐漸理解也要找找別的地方，比較容易找到爸爸媽媽。

角色對調之後才更有趣。小孩到了某個階段，會決定他們自己也要躲起來。第一次躲，可能一下就被找到了，因為爸媽一進房間他們就興奮地自己蹦出來，這時他們還沒有忍耐能力。下一次，他們就不會從躲藏處跑出來了，但可能會因為咯咯笑個不停，或大聲說「我躲起來了！」而露餡。只有經常陪他們玩，他們才會越躲越好，也漸漸發展出自我控制能力，忍住自己想讓人找到的欲望。陪孩子玩躲貓貓，本質上是讓小孩學會克制衝動的一種方法，而且學習過程輕鬆愉快。

延遲享樂，能信嗎？

當然，要幫助孩子發展自制力，只靠玩躲貓貓是不夠的。吃得健康、睡得充足，是健康發育（包括大腦發育）不可缺少的條件。想想看，你沒睡飽的時候容易控制自己嗎？餓著肚子去超市的時候呢？父母在自制力這方面的榜樣很重要，成癮之所以會傳給下一代，有時原因也與此相關。

但真正的關鍵，是親子之間的感情連結。有安全感的孩子明顯較早、也較擅長控制自己的行為。前後一致的教養方式，對於自制力的發展影響重大，這一點也顯示在棉花糖實驗的另一次後續研究中。這次，研究人員將幼兒分成兩組，在等待時告訴每個小孩要送他們新鉛筆。第一組幾分鐘後就拿到了鉛筆，第二組到最後都沒拿到。接著，小孩才接受棉花糖實驗。

兩組幼兒的表現有天壤之別。第二組的小孩發現研究人員說話不可靠，平均只等三分鐘就把棉花糖吃掉了。在等候室得到鉛筆的小孩信任研究人員，平均等了十二分鐘才吃棉花糖。

如果父母經常說話不算話、反反覆覆或習慣用不會實行的手段恐嚇孩子，他們便會從年幼開始學到不能相信「延遲享樂」（delayed gratification）原則。他們寧可選擇「及時行樂」，因為覺得努力下去也未必真有回報。出爾反爾的老師也會造成同樣的效果，通常管不住班上學生。

我們最熟悉的「及時行樂」極端案例，是好像每個月都會改變興趣的人，他們總是剛入門就放棄，覺得反正繼續學也學不好。另一種例子是吃太多甜食或零嘴的成年人，這些人覺得反正減肥也不會有效。

隔絕誘惑的絲絨盒

親密的感情連結加上穩定的教養方式，構成了好的教育和成長的基本條件。然而，由於自制力與成功如此相關，有些家長開始格外努力地想培養孩子這項特質，甚至有點走火入魔了。這場運動的非官方代言人，是華裔美國人「虎媽」蔡美兒（Amy Chua）。這位耶魯大學法學教授寫下《虎媽的戰歌》（*Battle Hymn of a Tiger Mom*）一書，解釋中國媽媽的育兒方式何以優於西方媽媽——中國媽媽懂得運用嚴格紀律，刺激孩子的自制力。蔡美兒認為，西方的育兒方式太注重自我實現和「做你想做的事」，系統性導致孩子發揮不出潛能，儘管他們享有社經地位優勢。

蔡美兒的方法引起廣大批評，人們認為，這種方法會把已經背負沉重壓力的現代孩子，逼得更走投無路。批評者論述，她的教育觀冷酷無情，而且可能適得其反。對兒女施加太多管控無法培養自制力，頂多只能讓孩子更聽你的話。他們努力表現是為了取悅父母，而不是為了自己。哪天父母的權威消失，他們很可能就什麼也不做了。

但我認為有一點確實值得討論：現今的教育是否對自制力不夠重視？家長、教師、學校應該擔起責任，注意這件事。我想原因不是我們對孩子太放任，反而是對孩子監護得太周到了。

現代小孩比起其他任何時代，都更像被擺在絲絨盒裡的珠寶，在長大過程中受盡保護。我們為孩子排除一切意外、霸凌、功課不好、生病、悲傷等的可能，讓他們帶著手機去上學，放學後還有人在校門口接。有沒有可能，我們從來沒讓孩子有機會面對誘惑，於是他們始終沒學會抵抗誘惑，直到某天發現為時已晚為止？他們會不會像小木偶皮諾丘一樣，被第一個出現在他們面前、說要帶他們去盡情享樂的馬戲團團長，拐去驢子島做苦工呢？

自制是無法聽別人解說就學會的，你必須自己下水嘗試、實際練習。只有透過經驗和訓練，才能逐漸增進這項能力。

自制養成四原則

兒童發展出自制力的過程，有許多地方值得參考，提供成人增進這項能力的訣竅。雖然自制力的基礎形成於兒童期，但人在成年後這方面依然有可能大幅提升。大人要培養自制力，原則和小孩是一樣的。最重要的是，要相信延遲享樂的價值。另外三條原則「找到內在動機、主動轉移焦點、避免自我耗盡」也能強化這項能力。我們將談到幾個能協助提升自制力的小技巧，以下就讓我們逐一詳細討論。

原則一：相信延遲享樂

想培養自己或他人的自制力，首要方法是加強或重建對長期回報的信心。絕大多數人都經歷過這種信心破滅的時刻，有時是許多不巧的條件使然，有時則肇因於某些人的刻意舉動。這時我們會懷疑：「我們到底是為了什麼白忙一場？」越常遇到這種打擊，我們就越不相信延遲享樂有意義。此外，信心破滅地越早，就越不容易重新建立。

戒毒諮詢中心每天都能看到這種例子。沉迷藥物者好像就是無法相信，戒掉藥物有助人生好轉。重度成癮的人經常（但並非總是）童年有過不幸的遭遇，這一再粉碎他們對未來的期待，使得諮詢人員往往很難說服他們戒毒後生活會有所改善。要讓有這種處境的人重新相信未來值得努力，首先必須盡快讓他們看見進步的證據。

所有憂鬱症的治療，第一步都是讓人重拾對未來的期待。更常見一點的情境中，例如想遵守飲食計畫或學習新語言時，相信未來可期也很重要。持續看見體重下降時，人最能忍住食欲。時常在對話中感覺自己有進步，學起外語也會最有樂趣。

不太相信事情會有好結果的人，做事經常無法長久。他們會試著從事新活動，可一旦發現進步不夠快，就不想會再堅持下去。這樣的人也傾向將目標設得較低，以免讓自己失望。

這種「自我設限」策略，是恐懼失敗的人會用的典型方法。短期內也許能取得好結果（畢竟可以避免失望），但長期下來，影響通常是負面的。

儘管想讓一個人重新相信未來可期有點難度，但絕非辦不到。如果問題來自疾病或障礙，治療是可能的解決之道。很多案例中，建立心理的樂觀（見「先天樂觀」一節）也會有幫助，例如馬汀．塞利格曼（Martin Seligman）的快樂五元素PERMA。

站在公司或組織的立場，尤其需要避免朝令夕改，如此才能使員工相信延遲享樂的價值。最傷害工作滿足感和投入度的事，莫過於獎懲規則變來變去。清楚讓員工看到「努力必有回報」，對主管永遠有益無害。但前提是，主管採用的辦法並未抵觸第二條自制養成原則──找到內在動機。

原則二：找到內在動機

初讀這條原則，可能會覺得它好像和「相信延遲享樂」互相矛盾，它源自一項大眾很難接受的觀察，就是獎勵制度其實無效。事實上，獲得獎勵的可能，對於人的動機和學習能力都有顯著的負面影響。雖然心理學家早自一九六〇年代起就知道這件事，但很顯然，這項知識鮮少傳進企業界。儘管研究顯示這類制度會嚴重破壞員工的內在動機，績效獎金、年終獎金、額外補貼在我們的薪資結構中仍根深柢固。給學生或兒童獎勵，也會造成同樣有害的影響。研究發現，獎勵的效果只能維持一時，無法使態度或行為長久改變。許多社會心理學的研究表明，期待獲得獎勵的人，表現會比不期望任何回報的人差。

例子俯拾皆是。當捐血提供酬勞時，志願者反而比較少。答對題數能換得獎勵時，小孩在智力測試中的表現比較糟。成績好就能收到獎品的學生，學校課業相對較平庸。而公司有獎金的員工，工作相對沒那麼勤奮。

問題出在，獎勵會弱化人們的內在動機。首先，這會使努力程度開始取決於獎勵。試想，若老闆說部門業績能提高二%的話就要給你獎金，也許你接下來幾個月會特別努力，因為你當然希望收入多一點。但這種獎勵是雙面刃。如果下次老闆決定不發業績獎金了，你可能會有一種被剝奪的感覺——上次明明有獎金，為什麼這次不給我？最初的獎勵成了往後的標準，而若重複得夠頻繁，收到獎勵的人們甚至會完全視獎勵來決定表現。哪天獎勵取消，他們就不努力了。

獎勵無效的第二個原因與前一個有關：它會使獎品取代樂趣，變成做一件事最重要的動機，人們因此反而表現較差。這種差異在學生身上最明顯。只為文憑而讀書的學生，對攻讀的領域沒那麼感興趣，比較記不住教學內容。為興趣而學的學生，則更容易進入心流狀態。他們對於文憑之類的回報不那麼關心，主要動機是學習內容本身。他們想讀書，是因為喜歡這些學問，並不那麼在乎成績。諷刺的是，通常他們的成績卻比較好。

還有第三個原因妨礙獎勵生效：它是一種明擺著的操縱形式。獎勵其實隱藏著威脅。當你答應小孩，寫完功課就給他糖果，小孩會將此理解為一種對沒寫完功課的懲罰。勒索在短期內可以達到所希望的效果，但長期來講會埋下不信任和懷疑的種子。另一方面，內在動機無法透過威逼利誘產生。

這條培養自制力的基本原則，很顯然會為企業生活帶來深遠影響。它實際上意味著，主管必須重新思考人事規定，但這點實踐起來未必容易。員工也許已習慣獎勵文化，制度突然改變必會引起反彈。再者，雖然針對「獎勵的負面影響」的研究正快速推進，但對於積極的替代方案，人們尚無清楚的想像。如果要廢除獎勵，我們還有什麼替代作法？

在這點上，科學還有很多未完的工作，但已有幾個有趣的提議出現。作為企業，或許可以推廣肯定與感激的文化，取代對物質獎勵的側重。鼓勵自主也是一個值得嘗試的方向。從個人角度來說，也能有一些積極的作法。就算公司仍仰賴獎勵制度，你一樣可以尋找自己的內在動機。你的動力來自客戶的正面回饋嗎？或者要在有限的時間和預算內完成任務，會讓你特別有衝勁？不妨試著開始留意這些地方。如果獲得獎金，那很值得慶幸，但切勿將其視為終極目標。你可以利用這些方式來主動保持自制力、察覺可能的陷阱，並調整自己，以免掉進去。

我曾受雇於一位人資經理。他們公司的員工發展出很嚴重的抱怨文化，因為老闆常常答應要發獎金，又由於公司沒有賺錢而延期。這件事成了辦公室裡唯一的話題。無論主管們請員工做什麼，他們都會算得清清楚楚，並對超時工作的每分鐘嚴正抗議。員工和主管之間變得氣氛敵對，領導階層覺得員工來上班只是為了賺獎金，根本不在乎公司。

眼看整間公司都陷入停滯的泥淖，人資經理採取的對策，是制定一本清楚的「員工手冊」，明確列出員工應有的表現，以及所有獎金的發放條件。此時除了緩和過高的期待，增加員工滿足感也至關重要。另一個重點是強化員工的內在動機，方法包括給予更多自主權。公司開始鼓勵員工找到最適合自己的角色、在該職能上精進，員工也能自行決定達成目標的方式，主管會減少對此的介入。如此一來，關注焦點便從工作的結果，轉向了工作的過程。

原則二：主動轉移焦點

人類最重要的發現，往往是無心插柳柳成蔭，例如哥倫布想要航向亞洲卻發現美洲大陸，又如心律調節器（pacemaker）的點子是在研究低溫療法時找到的。自制力的研究也是如此。米歇爾進行棉花糖實驗，想瞭解的不是自制力，而是人的自我調節（self-regulation）機制，也就是人用什麼方法改變自己的情緒和行為。他刻意選擇幼兒來進行實驗，目的就是觀察尚未受到文化、社會期待影響的人如何做這件事。簡單來說，他想知道人類天生會運用哪些自我調節方法，而其中又是哪些比較有效。

有鑑於此，米歇爾最初的研究，主要聚焦於孩子們如何阻止自己吃棉花糖。他描述，有些小孩會緊緊摀住眼睛或轉向一旁，避免自己看見棉花糖，也有些小孩會扯頭髮或踢桌子，藉此抵抗吃糖的衝動。甚至有些小孩會去摸摸棉花糖，好像那是一隻絨毛娃娃。

一般而言，自我調節的方法可歸納成五類，分別是：設法避開狀況、設法改變狀況、轉移注意力、調整對狀況的評估，以及壓抑自己的反應。棉花糖實驗中，效果最好的方法是轉移注意力，用其他事物令自己分心。唱歌、自言自語，或在桌下爬來爬去的小孩，比其他小孩不易吃掉棉花糖。

用轉移焦點的方式來自我調節，不僅是兒童想阻止自己偷吃甜食的妙招，也是人們熟知的情緒管理技巧。當憤怒、悲傷或恐懼如洪水般襲來，想要減輕痛苦感、避免失控，最好的辦法就是找點別的事來做。這說明了為何火冒三丈時，去運動一小時會有幫助。但請注意，這裡說的是暫時的措施。長期下來，迴避情緒只可能造成負面影響。

米歇爾自己說過一句魯莽的話，談如何面對感情挫折：「失戀時，吃兩顆阿斯匹靈，停止抱怨就是了。」一位心理學家這麼說確實挺驚人的，但箇中道理顯而易見：立即緩和激烈的情緒，你就不必花那麼多時間處理它們，可以更快地開始平靜審視這件事。

除去極端情緒的情況，轉移注意力也是避免擔憂的有效手段。在最糟的時機不請自來、讓我們無法不想的念頭是許多人的共同困擾。下一章討論意識時，我們會進一步探索，面對漫遊的思緒可以採取哪些更有意識的作法。這裡先談談如何用轉移焦點的方式來對抗擔憂。

擔憂的想法浮現時，刻意將注意力對準某件事，你的大腦就只能乖乖照做。美國心理學家丹尼爾．魏格納（Daniel Wegner）在其著作《白熊及其他不請自來的念頭》（*White Bears and Other Unwanted Thoughts*）中，描述了這種「專注分心」的技巧。應用此方法時，要給大腦一個需要專注的小作業，例如從一百開始倒數、解一個填字遊戲，或是讀一篇文章。有個遊戲很能說明它的原理，就是試試看讓自己「不要想白熊」。你會發現命令大腦「千萬別想白熊」只有反效果，破關的竅門，是去想一隻黃熊或綠熊。

如果在每次特定念頭出現時都應用「專注分心」的辦法，過一陣子，你的大腦就會理解這個念頭已不再重要。擔憂的念頭會退回無意識中，只在你刻意召喚它時才出現。

把這條原則當作技巧，在個人層次特別管用，但組織和企業同樣可以借助於此。假設有一場會議，每次都卡在同樣的地方，那麼暫時擱置問題事項、談談議程上的其他事項，也許會產生妙用。你可以在下次開會前先想好備案，萬一討論真的又停滯了，就能隨時拋出來。而當心思開始被辦公室的某件負面事物占據，不妨暫時休息一會兒。有時去散散步、沉思或專注於自己的呼吸，就能使事情完全改觀。

原則四：避免自我耗盡

自制之所以那麼難，關係到我們要談的最後一點——自我耗盡（ego depletion），意思是人把意志力都用完了、無法再控制自我的狀態，也就是說意志力並非無限的資源。首先指出此現象的，是以研究意志力聞名的美國心理學家羅伊・鮑梅斯特（Roy Baumeister）。鮑梅斯特在佛羅里達做研究時發現，在一項任務中展現出極大自制力的人，挑戰下一項任務時自制力會明顯變差。

鮑梅斯特進行了多種實驗，其中之一，是請飢腸轆轆的學生進入一個房間，裡頭放著現剛出爐的巧克力餅乾。第一組被留在房裡並可自由享用餅乾，第二組不准吃香噴噴的餅乾，但可以隨意吃一盤研究人員端出的櫻桃蘿蔔。之後，兩組學生都要解一道解不開的難題，結果第二組學生較快放棄。看來，他們為了抵抗餅乾的誘惑已用掉大量意志力，這會兒沒力氣長時間專注解題了。另一個實驗中，鮑梅斯特發現，稍早被要求做出困難選擇者，例如回答「你待會想得到什麼禮物」的人，比沒有做這件事的人更快將手從一盆冰水中抽出來。這個例子似乎也顯示，人的意志力是有限度的。

因此，研究證實，仰賴意志力控制衝動的人，總有會到達極限的時候。曾經節食過的人，應該很熟悉這個道理。想強迫自己不准吃美食，以改變多年來的飲食習慣，必須一直動用意志力。試過這種節食方法的人大概都能作證，這種時候很難維持好心情，至少節食初期一定會如此。研究證明，比起不必時時控制飲食的人，節食中的人反應更衝動和情緒化。有些人因此相信，吃沙拉會讓心情變差。但情緒不受控的真正原因，其實與意志力耗盡有關。曾經戒菸的人可能也有類似體會。人在戒菸、至少剛開始戒菸時，常會覺得難以專心，或管不住情緒。這不是因為抽菸會使人專注或快樂，而是因為努力戒菸的人經常瀕臨自我耗盡。

想避免或減輕自我耗盡的效應，可以採取幾種作法。其一是對你的各種任務實施「如果……就……」的辦法。每做到一件事，你就給自己一個獎勵，如此便能在任務和任務間創造愉快的感覺，帶著比較正面的心情迎向下一道關卡。你也可以在需要自制力的任務間短暫休息，久而久之，逐漸會感覺得出休息多久最適合自己。照顧身體健康也很重要，當一個人餓了或累了，意志力會更快消耗殆盡，因此記得適時為自己充電。

希望增強自制力的人，在職場或社交生活中一定要注意避免自我耗盡。但有一點務必正確理解，那就是：這條原則並不代表人的自制力無法提升。鮑梅斯特將自制力比作肌肉。沒有訓練過、不懂得怎麼施力的話，很快就會沒力了。在重要比賽前夕才拼命訓練也不會有好效果，因為還沒上場就累了，無法在比賽中發揮實力。但若細心制定訓練計畫，用輕度而規律的方式練習，則確實可以提升自制力。

澳洲新南威爾斯大學（UNSW）的學者曾進行一項測試，請學生持續兩週，改用非慣用手操作日常事務。其中進展順利的學生，只經過短短兩週，被激怒時的自制力就明顯提升了。要「換手」必須抑制自己的自然衝動。實驗結果看來，能在特定領域（例如改用非慣用手）做到這點的人，也有辦法在其他狀況下抑制自然反應。

有意識地掌握人生

當我們納入這四條原則，便會發現，培養自制力其實比想像中簡單。如果能相信延遲享樂的價值、不讓內在動機被獎勵制度破壞、主動轉移焦點來調整自己、注意別陷入自我耗盡的狀態，那麼我們就更能掌握自己人生的方向盤。

正確理解這四條原則如何影響自制力，可以說是一切的開端。但光有認識還不夠，我們還需要將這些原則化為實際行動。要進入此階段，得仰賴我們心智韌性的另一項工具——意識。自制力的根基涵蓋了無意識的部分（比如內在動機的產生）和有意識的部分（比如自我調節）。而所謂「有意識地運用自制力」，指的不只是刻意咬牙忍耐，還包括將無意識的機制，轉變為有意識的策略。

學習自制的一個好例子，是我的客戶珊德琳的故事。珊德琳覺得她的自制力很差，老是被衝動擺布，而且控制不了腦中對工作的負面想法。我們一起尋找了可行的方法，協助她更快察覺自己的衝動，並用別的念頭取而代之。例如，當她感到焦慮緊張，就會開始關注自己的呼吸，注意空氣怎麼吸進鼻子、怎麼呼出去。當然，這個技巧並非人人適用，每個人都必須找到適合自己的方法。珊德琳的例子裡，自我耗盡的問題也很關鍵。她發現，她經常什麼事都還沒做，就把心力用盡了。如今，她會將最重要的工作安排在早上──通常心力最充沛的時候──並盡量排除干擾。至於能量較低的下午時段，她則用來處理例行事務，像是回覆電子郵件或與行政部門確認消息。

泡澡的阿基米德：善用意識與無意識

意識的窄門

你今天早上去了哪？從坐上車或搭上捷運，一直到走進辦公室……這段時間，你的心思去了哪？你還記得那一小時或半小時間，你都想了什麼嗎？努力回憶的話，你或許會想起那個開車不長眼的司機，或坐你旁邊那位擠到你的阿姨。也許你花了點時間擔心你家孩子，或那個好像永遠做不完的案子，但這些憂慮可能並未占去整段通勤時光。那麼其餘時間，你又去了哪？

我思故我在（Cogito ergo sum）……嗎？幾世紀以來，心理學家和哲學家一直致力於解開人類意識之謎。人們有很長一段時間相信，人作為思考動物，勢必時刻都有自覺，也就是笛卡兒名言的相反「我在故我思」。直到現代神經學的出現，此類想法才逐漸式微，甚至被徹底摒棄。人會思考沒錯，但絕非每分每秒都在思考。意識不是每天睜眼就會自動開機的東西，更像是某種可以啟用、停用的模式。

國際知名的荷裔美籍神經科學家伯納德．巴爾斯（Bernard Baars）在他饒富開創性的全局工作空間理論（Global Workspace Theory）中，將人的意識比作劇場。在這座意識的劇場裡，有一盞聚光燈打向舞臺。被照亮的區域就是我們有意識的部分。出現在燈光裡的演員或向我們解說，或彼此互動。觀眾席是暗的，我們看不見觀眾。我們也無法看見側臺或坐在那裡的導演、編劇、舞監、提詞人，他們決定了要讓觀眾看什麼，自己卻隱身黑暗之中。

過去二十年，科學家對於人的「意識劇場」有幾項驚人發現。拿第一件事來說，我們接收資訊的時候，可能處於有意識、也可能處於無意識的狀態。這或許與大家平時的想像矛盾，但這種無意識感知和處理資訊的時刻，每個人一定都見識或經歷過。小孩對你說的話左耳進、右耳出，或者當你凝神盯著一篇報告、但旁邊同事在講手機……這些時刻，我們雖然看見、聽見了面前的資訊、感官都是開啟的，資訊卻未真正傳到意識裡。

腦部掃描清楚照出了「有意識的意識」與「無意識的意識」的差異。人對一件事心不在焉時，資訊就只會作為感官感受進入大腦，停留在腦部接收感官刺激的區域。唯有當注意這件事時，資訊才會繼續進到大腦另一區將新資訊與過去連結、比較，讓人有脈絡地理解並能做出決定。

「無意識的意識」現象，解釋了為何有時，我們好像對事情視而不見或聽而不聞。另一方面，它也解釋了為何我們能隨口背出一整段拉丁文或韓文，像是紅極一時的韓文流行歌〈江南Style〉，即使自己根本不懂那是什麼意思。

雖說「無意識的意識」狀態直到晚近才被巴爾斯的研究揭開，但毫無疑問地，人類好幾世紀以來都有這種狀態。與此同時，不少理由指出，今人比任何古人更有必要與自己「不清醒的半個腦」打交道。我們「有意識的意識」的大門極為狹窄，一次僅能容許一件事情通過。想要讓大腦同時注意多件事情，生理上就是不可能的，但這卻正是崇尚「多工」的現代社會所集體追求的事。但是，無論再怎麼努力硬推硬擠，人類也不可能讓複數的想法或工作同時擠過這道窄門。

心思小出遊

我們生活在一個無時無刻不分心的時代，身邊充滿著無數要求我們，甚至強迫我們注意的資訊。手機響起、信箱程式通知有新信、社群動態催促我們快去看，而且不管走到哪，都有新聞或娛樂影音從螢幕與喇叭滔滔不絕湧來。我們的心智像顆失向的砲彈，在無數吸引注意力的磁鐵之間飛去又飛來。

為了逃離沒完沒了的資訊，我們的心智會自動溜進「無意識的意識」狀態。哈佛大學的兩位心理學家馬修・基林斯沃思（Matthew Killingsworth）與丹尼爾・吉爾伯特研究了這種「思緒漫遊」（mind wandering）的現象。他們發現，人們清醒的時間裡，有高達四七％的時刻心思並不在手邊的事情上。就連刻意專注於某件事的情況下，也有三〇％的時間心不在焉。

聽到我們有半數時間都在恍神、心思不知去哪了，可能令人震撼。然而，這樣的例子在日常生活中比比皆是。你也許曾經走進某個房間，依稀記得自己要來拿東西，可是完全忘了要拿什麼。你拼命環顧四週，希望可以看見那些提醒你到底是來幹麼的線索，卻好像突然得了失智症。一直到你宣告放棄、回到客廳，才又想起剛才的目的。

或者你在會議上聽一個同事解釋他的論點，當他轉頭問你意見，你才驚覺自己心思已經飄遠。你只聽到最後幾個字，尷尬透了，只好紅著臉承認：「抱歉，我剛剛沒注意聽。」或者你坐在泳池邊讀一本書，讀到第二章中間，突然發現剛剛都沒看進去，不得不從頭讀起。或者你去電影院看電影，隔天別人問你電影如何，你想了半天也想不起片名。又或者放假逛街時，遇到每天一起上班的同事，正想向另一半介紹，竟講不出同事的姓名。你兒子多大了？「六歲。欸，不，是八歲。」還有你的鑰匙，怎麼又不見了？現在這個年代，這種「腦袋一片空白」的時刻，已經不再是哪位散漫的教授或嬉皮的專利了。

每隔八十秒

美國神經學家溫蒂．哈森坎普（Wendy Hasenkamp），想瞭解思緒漫遊時，大腦究竟在做什麼。她在埃默里大學（Emory University）進行了一項研究，邀請十四位受試者，每天躺在功能性磁振造影儀底下冥想。哈森坎普認為，人冥想時，對思緒的浮動特別敏感。不僅如此，冥想的目標，就是更快察覺心思不定的徵兆。她的受試者皆為熱情的冥想實踐者，也可以說是訓練有素的「思緒漫遊家」。

受試者一旦察覺思緒開始亂飄，就要按下一顆按鈕。僅僅二十分鐘的冥想中，他們平均每八十秒就會按一次按鈕。讓思緒回到冥想上，則平均需要十二秒。

哈森坎普認為，思緒漫遊時的大腦，好比進入自動駕駛模式的飛機，會切換到某種「預設模式」。這個自動駕駛系統位於前額葉皮質內側，是與長期記憶、聯想、情緒處理和時間感有關的一個區域。

我們任思緒自由奔馳時，該區域會變得活躍，這顯示思緒漫遊並不是浪費時間。它可有用了。思緒漫遊的大腦，能夠在事物之間建立關聯、將事物置於脈絡中，並處理我們的情緒。基林斯沃思和吉爾伯特甚至形容，思緒漫遊是「一項了不起的演化，讓人類有能力學習、推理和規劃。」對於生活壓力龐大、好像每天被待辦事項追著跑的現代人而言，偶爾放鬆對思緒的管束，無疑地並不壞。

思緒漫遊本身不是問題，問題在於它發生的時機和帶來的影響。開會開到一半、重要交期之前，甚至坐在駕駛座上……我們的心思可能在不對的時機飄走，造成難堪甚或危險的局面。

任心思出遊的另一個問題是：它使我們陷入負面情緒的比例過高。這是基林斯沃思和吉爾伯特的研究中較令人不安的一項發現。先前已有研究指出，人在不快樂時思緒較常亂跑，但他們的研究首次揭露了一件事，那就是：反之亦然。根據他們的調查，心思飄遊不定時，參與者感受到的負面情緒，明顯多於專注的時候。

所有古老的哲學傳統，都勸人們切莫胡思亂想，盡量活在當下、察覺當下。拜科學所賜，我們這下明白為什麼了——四處遊走的心，是顆不快樂的心。

大家可能都知道「心情越糟，越難專注」，但未必知道「越不專注，心情也會越糟」。失戀就是個例子。感情不如意時，我們總覺得事事都不如意。感情困擾會令我們三不五時分心，而心不在焉也讓我們無法從任何事情獲得樂趣。

學者發現，思緒漫遊可分為兩種，一種是環境刺激引起，一種是情緒性的想法引起。前者由基林斯沃思和吉爾伯特描述，可以視為大腦的「歸檔」功能所產生的活動。我們允許心神暫時不集中，藉此給大腦一段處理和儲存資訊的時間。可想而知，這種類型的思緒漫遊十分管用。第二種類型的思緒漫遊，則與陷入負面情緒相關。聽起來好像百害而無一利，其實它也有用處，我們將於稍後的「主動讓思緒漫遊」一節中討論。

意識運用三技巧

現代人面對自己亂飄的思緒，往往採取一種曖昧的態度。最保守的說法是這樣。我們一方面氣自己無法專注，另一方面又直覺感到大腦使用過度，不偶爾神遊一下不行。一石二鳥的解決辦法，就是訓練我們的意識。練習有意識地善用意識，能讓我們更有效地專注，也更有效地放鬆。

技巧一：練習正念

正念（mindfulness）[4]現在非常流行。從控制心思焦點到品嚐盤中美食，無論什麼領域，人們都在提倡這種「不帶批判，用心覺察」的作法。此外，正念也經常與活在當下、接納當下的人生觀畫上等號。

---

4 譯注：該詞是由 mindful（留心）變化而來的一個字，原意為注意、留意。一九七〇年代起，卡巴金以此為核心概念，開創了一種專注察覺當下、不加評判的冥想方式。該詞也是佛教術語「念」的英譯之一。

可我們常常忽略一點：接納的態度並非「決定要有覺察力」的結果，而是透過冥想練習養成的。正念主要是一種技巧。現代正念的概念創始人卡巴金甚至表示，人一定要經過練習，才會有如此的覺察能力。正念不是一種可以今天開始信奉的哲學觀，而是需要練習的技能。即使你讀遍所有相關書籍，若沒有配合冥想練習，是不會有效果的。

不難看出正念如此受歡迎的理由。對於長期苦於憂鬱症或焦慮症的人們來說，能有效對抗這些症狀的技巧很少，而正念正是其中之一。

即使你是一點煩惱也沒有的人，練習正念亦相當有益。它能協助你增進專注力、提升表現、改善對意識的運用。畢竟練習時，你必須藉由關注呼吸等方式，盡量專注於此時此刻。這是十分典型、會使思緒開始游移的活動。很多剛接觸冥想的人，會因為從頭到尾都定不下心而感到沮喪，殊不知這種現象再自然不過了。透過冥想磨練專注力，就是要練習發現這些分心時刻，試著將注意力帶回原本的地方，像是自己的呼吸上。經過長期練習，人們便能將這些技巧應用於日常生活中，更迅速地將心思喚回需要注意的事情上。

卡巴金以此為基礎開創一套正念減壓（Mindfulness Based Stress Reduction，ＭＢＳＲ）課程，並在這個領域有了令人振奮的發現——學習者能有效減少可偵測到的憂鬱、焦慮、壓力等相關症狀。近期，甚至有更驚人的研究結果出爐。學者發現，集中練習正念一天後，人體特定分子的基因表現會產生變化。神經科學家募集了美國、西班牙、法國的受試者，讓實驗組進行八小時的正念冥想，對照組則進行非冥想的安靜活動。實驗前，兩組之間的基因表現並無不同，可八小時後卻出現了明顯差異——冥想組的人身上，發炎相關基因變得較不活躍。相信未來研究將能告訴我們，如何利用正念及專注的活動，來減少發炎及疼痛。

正念能為身心兩方面帶來巨大效益。近來，企業界也開始掀起正念練習的潮流，而且成果頗豐。正念專家安迪・普狄孔伯（Andy Puddicombe）在他知名的TED演講中，曾說「每天練習正念十分鐘」能使一家企業改頭換面。

一些研究為此說法提供了佐證，像是學者發現，員工經過一小節冥想後，會變得專注力更好、工作效率更高。目前坊間已有不少冥想APP——包括普狄孔伯本人開發的——為現代工作者提供個人化的冥想課程，例如Buddhify、Headspace、Focus at Will等。許多企業也各自採取了鼓勵員工冥想的作法。二〇一〇年，領袖覺察力學院（Institute for Mindful Leadership）在美國創立，學員包括通用磨坊（General Mills）、嘉吉公司（Cargill）、法國巴黎銀行（BNP Paribas）、英特爾公司（Intel）、杜克大學（Duke University）、寶僑公司

（P&G）等企業或機關的主管。在那之後，五年一度的全美國民健康訪問調查（National Health Interview Survey）便開始調查美國領薪族之中冥想者的比例，二〇一二年以來，該數字已經翻了一倍以上。

技巧二：思考你在想什麼

「你在想什麼？」我們聽見這個問題的次數，往往比希望的多。倒不是因為我們不願分享想法，而是因為我們可能也不知道自己在想什麼。善用意識的關鍵之一，就是創造一個「後設意識」（metaconsciousness）。

人在心思飄走時，自己通常也不會發現，只有當思緒漫遊被打斷，才會注意到自己心不在焉。然而，察覺自己的思路，是練習控制意識和無意識的重要方法。

學者觀察到一個現象：經常思考「我在想什麼」有助於培養後設意識。作法非常簡單，你只須每隔一段時候，或趁著無聊的空檔（可能是塞車或排隊）時，主動問自己「我剛剛在想什麼」。簡單得難以置信吧！但這個問題能刺激大腦勾勒出你的思路，讓你不會迷失其中，可以更自覺地在思緒間行走。

技巧三：主動讓思緒漫遊

想透過冥想或後設意識改善對意識的運用，其實有一個先決條件。為了更清醒地度過人生，我們必須給自己恍神的時間。若說人有四七%的時間思緒都在漫遊，那就說明大腦需要這麼多時間才夠。也許今天這個時代尤其如此。光是認識到你的意識有一半時間需要蹓躂，就能讓意識的負擔減輕許多。俗話說，只會工作不會玩，聰明人也變笨蛋（All work and no play makes Jack a dull boy）。一天有二十四小時，適度休息，才能走更長遠的路。

做白日夢常被認為是件壞事。不少人相信做白日夢就是虛度光陰，將其與不專心、不務正業聯想在一起，但事實上這也有好處。舉例來說，當我們經歷了特別難受的事件，如果能允許注意力偶爾飄向這些負面思緒，大腦就能說服我們這件事很重要，鼓勵我們主動面對。當然，我們要避免陷入負面思緒的惡性循環。研究證明，自動浮現的憂慮念頭會影響人的心情，甚至與憂鬱症的發生有關。然而，我們主動喚起的憂慮念頭似乎有正面功效，能促使我們更快地消化創傷經驗。換言之，停止瞎操心的辦法，就是開始主動操心。

白日夢的另一個好處，發生在我們為生活周遭的小事分心的時候。在這種類型的思緒漫遊中，新的想法和未來計畫有機會萌芽，也是完成一項工作後，能讓心思休息一下的絕佳方法。這種時候，思緒漫遊可以彌補自我耗損掉的能量。若能讓腦袋徹底放空、重新充電，便可意志力飽滿地開始下一項工作。

不過，這類思緒漫遊最主要的益處，是刺激我們的創意。想像你正在準備一場簡報，一直覺得結構不太對，但想了半小時，還是想不出哪裡有問題。你開始胡思亂想，想起昨晚和一個好友的對話。這時候回頭再看螢幕，你很有可能會恍然大悟，某張投影片移到某處就好多了。如今看來，阿基米德發現浮力的時候正在泡澡，（根據古希臘人的描述）還高興到光溜溜地衝到大街上，也許並不那麼偶然。牛頓被現代史上最偉大的發現之一打中腦袋時，也正在樹下睡午覺。許多人在遍尋不著好點子時會覺得灰心，但越來越多研究顯示，具原創性的點子通常有一項特點：你不找它們的時候，它們才會出現。

這說明了什麼？辦公室偶有無聊時刻，但這並不會讓員工的大腦生鏽，反而會使他們更有創意。加州大學的學者指出，請員工腦力激盪或闡述一個問題後，最好的下一步，是讓他們花十五分鐘做一件相當無聊的事。很多時候，解決辦法會自動降臨。當你給思緒漫遊的機會，大腦就能在事物之間建立關聯，或許能把你根本不會想在一起的兩件事連起來。

對創意產業來說，這些結論特別值得注意。我們目前太重視心智有意識的部分，而過於忽略其無意識的運作。在工作場域給思緒漫遊一席之地，是不是比全面禁止它更有用？我相信安排一些時機，讓所有人的心思都能偶爾遊逛一會兒，無論對員工個人或公司整體，都會很有助益，尤其必然能強化創造力。作為個人，你也可以應用思緒漫遊來處理難題。面對複雜問題時，最好別逼迫自己想出解答。與其緊盯問題不放，不如暫時離開一下、尋找合適的分心途徑，答案也許會出現在意想不到的地方。

藉由調整運用意識和無意識的方式，使兩者相輔相成，我們可以更輕鬆地控制自己，也更有效地分配注意力。此過程的要點之一，是全神貫注於自己認為重要的事物上。討論了自制力、意識與無意識之後，我們將轉向韌性四大支柱中的第三項——專注。

記憶遊戲必勝法：專注的重要

桑德蘭教我們的事

奧運會場有時像瘋人院一樣。當然，電視上是看不出來的。轉播鏡頭下，一切都井井有條，選手們披著整齊的國家隊戰袍，和諧地輪番上場。但現場真的就是一座大型瘋人院。競爭殘酷而激烈，嫉妒的火花四濺，而且每場賽事開始之前，會場都必定會亂成一片。在這片紛擾中，有個年輕人戴著耳機，神色自若地走向跑道，好像只是在社區公園散步似的。他駐足片刻，定睛看著遠方的什麼，又繼續走。他撿起地上的某樣東西（還是他在做伸展練習？）後望向另一邊，接著朝單槓跑去。就像個金髮的少年天使，誤闖了這失序的世界。

向我描述這幅場景的，是荷蘭國家體操隊的隊醫卡斯博・楊森（Kasper Janssen）。他正告訴我艾普克．桑德蘭（Epke Zonderland）這位奧運金牌得主兼單槓世界冠軍，究竟如何做賽前準備。「對手就在他眼前，但他太專注了，對手絲毫不能使他分心。」後來我在一篇訪談中，讀到桑德蘭這些時刻在做什麼。他集中精神的辦法，是冷靜地想像待會兒該怎麼贏得勝利。他會在腦中描繪比賽的每個環節，完全注意不到他的對手。讀到這裡，我充滿欽佩。多厲害的專注力呀！

桑德蘭贏得奧運金牌後不久，我遇到一位使他的專注更顯不凡的人物。當時我正想購買一份保險，研究一陣子後，找到一家強調服務親切、人性化的公司。我寄了一封電子郵件過去，幾乎立刻便收到一位女士的回信，不到一小時就約好初次諮詢的時間。以下就讓我稱她為安娜吧。隔週，我到安娜的辦公室找她，聽她說明為何她們公司絕對是我的首選。那一小時裡，安娜的電話響了三次（她都有接），還收到三封「緊急」電子郵件（也都有回），而且從頭到尾不停地傳訊息。與此同時，她詳細告訴我她們公司的願景和業務，以及選擇她們對我最有利的原因。

臨走前，安娜問我從事哪一行。我說我是心理學者，協助企業和個人鍛鍊心智韌性和投入。「真的嗎？那我應該哪天去找你，我一直覺得好難專心喔。」我說確實可以想像，並給了她我的名片。「要是我抽得出五分鐘的話。」她又笑道。她一面替我開門，一面用拇指在手機上鍵入一個號碼。揮手向我道別時，她的電話已經貼在耳朵上。後來我沒再去找過她，她也沒來找過我。

安娜說了保險專員該說的一切，每一句都頭頭是道。但我覺得無法信賴她。她缺少一樣重要特質——專注。雖然我不懷疑她的話，但我感覺不到她真的重視我，因為她整段時間都忙著處理其他人事物。

再說，我不明白她這樣做的動機是什麼。也許她想讓客戶留下好印象，見識到她有多忙、手上多少案子、回覆每個人的速度多快。我得承認她的第一封信確實令我印象深刻，可惜和她實際談過後，最初的好印象就像大熱天的冰塊般融化了。

注意力經濟

桑德蘭是一個極端，安娜是另一個極端，對比之下，我們馬上就能看出專注有多重要，又為何越來越重要。當今之世，人人都很聰明。或者說幾乎如此。所謂的弗林效應（Flynn Effect）觀察到，二戰以來，人們的智商分數每十年就會提高三分。我們已經比祖父母輩聰明了。不過，瑞典優密歐大學（Umea University）的麥可・伍德利（Michael Woodley）進行了另一項研究，發現今日人們的反應時間比百年前的祖先還慢。儘管很難界定造成這種延緩的因素，但我相信，其中一項關鍵就是專注（或其不足）。

我們做事專注嗎？誠實回答的話，我們未必比安娜專注多少。許多人都有一種感覺，好像自己一直在和所有人聯絡。我們一邊講電話，一邊讀電子郵件。三五好友坐在酒吧聊天時，大家會同時滑著社群媒體看看其他人在做什麼，不時還要檢查工作信箱有沒有新信——天曉得會不會突然接到一封十萬火急的信，不在半小時內回覆不行。為什麼要這樣？第一個可能是，我們害怕錯過各種重要的事，也就是「錯失恐懼」。另一個原因是，我們沉醉於自己不可或缺的感覺，也害怕被排除在群體之外。被需要、被肯定對我們而言至關重要。開會或上課，手機也永遠不能關機，不然「要是客戶或同事打來怎麼辦？」甚至連走進廁所、臥室，科技產品都與我們形影不離。如今，我們從早到晚都在攝取新聞、廣播、報紙、網路文章，就怕跟不上時事和大家的話題。

我們從未這麼彼此相連，也從未這麼不專心。這不是沒有後果的，首當其衝的包括我們的記憶力。試著回答這個問題：去年最重要的幾則新聞是什麼？你或許還記得幾件令人印象特別深的大事，其他就要絞盡腦汁才能想出來了。再難一級的問題是：五年前最重要的幾則新聞是什麼？大部分人都毫無頭緒。要知道這裡頭的進步空間多大，你可以去問問你父母（或祖父母），五十年前最重要的幾則新聞是什麼。你可能會發現，他們不僅答得出來，還能說得相當詳細。

現代人的記憶力變得像篩子一樣。大部分人都察覺了這件事。許多領域的學者投注了大把時光，研究「為何現代人的記性那麼差」。紐約哥倫比亞大學（University of Columbia）的心理學者認為，網路可能是罪魁禍首之一。我們直覺將網路當作某種備份記憶體，於是不再花力氣去記事情。其他研究指出，飲食和睡眠習慣的改變，也可能是現代人記性變差的因素，但顯然還有其他原因。也許，科技革命是二十一世紀的最大變化，而受此衝擊最深的就是我們的注意力。

早在一九七一年，社會學及心理學大師賀伯・賽門（Herbert Simon）就預言道：「在一個資訊豐富的時代，資訊的充沛意味著其他什麼的缺少。資訊消耗的那樣東西勢必將變得匱乏。而資訊會消耗什麼顯而易見，那就是接收者的注意力。因此，資訊的繁多將導致注意力的稀少，以及重新分配注意力的必要。如此一來，才能將注意力更有效地分配給可能消耗它的過多資訊源。」

四十年後，這條原則成了「注意力經濟」理論的基礎。該理論的主要闡述者包括經營策略家湯瑪斯．戴文波特（Thomas Davenport）和麥可．戈德哈伯（Michael Goldhaber）等人。根據他們的分析，注意力即將取代貨幣，成為最重要的交易媒介，因為這在今日更稀有、更珍貴。換個簡單的說法，無論你的產品是什麼，只要你能最快吸引眾人目光，就能享有最多權力。在廣告界、新聞界、音樂產業、網路空間，這已是一項事實。目前鬧得沸沸揚揚的「假新聞」問題，根源也在這裡。

結論不言而喻：無論在個人或社會層次，此刻都必須重視注意力。人如果缺乏注意力，就不可能發展出自制力或恆毅力。而且，集中注意力是產生心流狀態的基本前提。想要成功或快樂，我們都需要注意力。沒有專注，就沒有收穫。

專注究竟是什麼

專注令人頭痛的地方在於：我們都想提升專注力，但不曉得專注究竟是什麼。神經科學上，將注意力對準特定事物，是大腦的三項決策能力之一。三項能力都由前額葉皮質管控，並且互有關聯，另外兩項為任務解決能力及記憶能力。

神經科學家巴爾斯對意識的比喻中，聚光燈打向的舞臺，就是我們專注的焦點所在。要自由決定將注意力投向哪裡，須對意識握有一定程度的掌握。專注是一種全神貫注的狀態，讓我們只看臺上燈亮的地方。

著作《EQ》暢銷全球、被翻譯成四十多種語言的丹尼爾・高曼，在他近期新作《專注的力量》（*Focus*）中，區別了三種專注。包括內在專注（inward focus）、對他人的專注（focus on others），以及對外專注（outward focus）。高曼認為，這三種專注力的有無，決定了人會成為「輸家」還是「領袖」。

他描述，對內或內在的專注，是人對於自己直覺、準則、價值觀的注意（在巴爾斯的劇場比喻裡，就相當於幕後的製作人員）。對他人的專注，則是對於我們周遭人們（即劇場觀眾）的注意。保險專員安娜揮霍的注意力就屬於這種類型，結果使所有人感覺到被她辜負（尤其是當下和她交談的那個人）。對外或外在的專注，是我們對於整體（整座劇場）的注意。

不過，除了高曼描述的三種專注，還有一種我們日常會使用、很清醒、可管控的專注，我們姑且稱之為「全神貫注」（concentrated attention）。帶領桑德蘭邁向勝利之路的，就是這種專注力。這些不同形式的注意力都息息相關，下面我們將從最具體的「全神貫注」開始，討論這種能力可以如何增進。

魔幻數字 7±2

先讓我們來看看，人如何自然發展出全神貫注的能力。這和我們肌肉生長的過程不無類似。一個人能有多少肌肉，某程度上是由基因決定的，但剛出生時，我們都幾乎無法運用肌肉。經過一再練習使用，我們的肌肉才會增加，也學會施力和省力的訣竅。

全神貫注的能力也是如此。某方面來說它取決於先天條件，但若不練習運用，再好的條件也無法發揮。嬰兒經過幾個月的摸索，才能主動控制注意力。透過大量訓練，人還可以專注更久。一歲的孩子很難對事物專注超過一分鐘，學步期的兒童一般能專注最多十分鐘。過了兒童期，人的注意力持續時間就不會再有系統性的大幅成長。成人能維持全神貫注的時長，通常介於十到四十分鐘之間。

雖然比較研究不容易進行，但越來越多學者宣稱，近幾十年來，人的注意力持續時間大幅縮短了。就像長期不運動會導致肌肉流失，不使用注意力也會使這項能力退化。另一方面，如果你付諸努力、設法鍛鍊，也確實可以使專注力顯著提升。

但有件事要當心。正如肌肉可能過度訓練而受傷，專注力也不能過度使用。認知心理學最常被引用的論文之一，是「認知心理學之父」喬治・米勒（George Miller）發表於一九五六年的一篇研究，文章標題相當聳動：〈魔幻數字 7±2：人類資訊處理能力的幾項限制〉（The magical number seven, plus or minus two: some limits on our capacity for processing information）。論文中，米勒在文章中解釋，人的工作記憶（working memory）在一個層面最多只能記七件事物。該理論也被稱作「米勒定律」（Miller's Law），有個我兒時常玩的遊戲，很適合說明這條定律。

這個遊戲叫「我去旅行要帶□□」。玩的時候大家圍成一圈，每人輪流說一樣東西，但後面的人必須把前面說過的東西複誦一遍。例如，第一個人說：「我去旅行要帶……牙刷。」第二個人接著說：「我去旅行要帶牙刷……和內褲。」第三個人說：「我去旅行要帶牙刷、內褲……和皮箱。」一開始通常不難，但玩到某個階段，大部分小孩都記不起全部的東西了。這個「加總考驗」的階段，一般會發生在東西累積到大約七樣的時候。

根據米勒定律，一旦同時要記得的資訊項目累積到七項左右（最多九項，最少五項），人的工作記憶就會開始吃不消。因此，品酒師一次無法鑑定超過七杯酒、一次聽超過七段音樂就會無法分辨、廣告看板不會寫超過七件事，而你能同時記住的數字最多大約也是七個。

在我小的時候，我們那群小孩不愛玩這個遊戲。有兩個女生每次都能留到最後，而且還記得大家旅行要帶的所有東西。這讓其他人感到氣餒，而且出局之後只能坐在旁邊乾等，聽她們繼續瘋狂追加行李，甚至連帶活動的助教都跟不上她們。我一直很想知道她們究竟怎麼辦到的。多虧米勒定律，多年後我終於懂了。避開七之鐵律的辦法，是將單獨的項目歸類成群。「魔幻數字七」總是可以分為四個群集，外加三個獨立項目。將資訊項目排列或連結成一群，就能繼續保持專注。然而，人最多也只能處理四個群集加三個項目，之後便難以再多，直到你砍掉重練，再建立四個新群集加三個新項目為止。這就是那兩個女生能專注那麼久的秘密訣竅，至少可以撐到遊戲結束。

尋找焦點

我們幾乎能確定，全神貫注的能力有其極限。不僅持續時間有限，能處理的事物數量也有限。有些方法可以協助我們延長專注時間，並且讓專注力整體提升，只是意識的運作方式經常使這件事格外複雜。

「快點動腦！動腦啊！」有時候我會聽見自己在心裡吶喊。這會使我醒悟到，繼續下去也不是辦法。我已經太用力專注，連事情怎麼做都忘了。這就是專注麻煩的地方，你無法憑藉「再努力一點」達到專注。培養專注力，不能只靠自我控制。

想活得更專心，主要可以透過兩種策略。頭號策略是調整我們與意識的互動方式。如同上一章曾提到的，這意味著給自己不專心的時間。繼續用劇場來比喻，我們不能沒日沒夜在臺上演出，聚光燈有時需要關掉一下。這聽起來理所當然，但我每天都在目睹，人們要落實這條基本原則有多困難。

第二項策略同樣理所當然，也同樣不易實踐，那就是設定優先順序。許多人都有一種感覺，好像自己的人生不是自己主導，而是被外力左右，這在眾多案例之中並非錯覺。我們太常讓自己被時事話題的浪潮帶著走，但又被湧來的人、事、物、情緒吞沒，以至於失去更宏觀的視野。

活得更專心的起點，是設定目標與優先順序，不只「我要先做這件事，若還有時間，就再做那件事」這類短期目標，也包括長期目標。「我這輩子想得到什麼？」這個問題似乎很寬泛，甚至有人覺得想了也是白想，答案卻會對我們的生命產生莫大影響。想想看，你可能會發現你之所以不快樂，是因為一直以來的生活並不符合你人生的優先順序。如果你最大的動力是自由，也許可以試著打造以自由為基礎的工作。逆向操作的話，你會活得辛苦許多。如果你努力工作是為了孩子，也許你會考慮增加與他們相處的時光。如果你喜歡人群，也許你不會想繼續住在鄉下……諸如此類。唯有留意自己的優先順序，我們才能將注意力轉向自己重視的事物、找到專注的焦點。

保持聚焦

尋找焦點是一回事，保持聚焦又是另一回事。我們活在一個不斷分心和「資訊肥胖」（infobesity）的時代。持續專心的訣竅，是保持自己的步調，避免被資訊的浪潮沖走。我們不必做到隔絕一切科技產品或資訊來源（通常也辦不到），但必須制定良策，來有效控制資訊的洪流。

幸好，我們人類擁有一項強大的能力：改造環境，以符合自身所需。現代人的專注力問題，與現代環境脫不了關係。我們生於這個忙亂紛擾的年代，但這不代表我們不能勇於主導自己的人生。我們可以透過每天小小的實際行動，協助大腦打開聚光燈、照向我們重視的事物。如同自制力和運用意識的能力，專注力也是可以練出來的。

事實上，這項發現還很新。長久以來科學家都相信，集中注意力和保持專注是基本上不會改變、屬於工作記憶的一種能力，深深扎根於我們的前額葉皮質區。基於這個推論，人們一直認為除了注意力不足過動症（ADHD）等典型疾病以外，專注力不佳是無法治療或改善的。瑞典卡羅林斯卡醫學院（Karolinska Institute）教授托克爾・克林貝里（Torkel Klingberg）是其中一位率先挑戰此觀念的人。二〇〇二年，鑽研神經科學的克林貝里進行了一項研究，用一套電腦化課程為專注力不佳的兒童訓練工作記憶。這些孩子每天也會進行約半小時的認知理解練習，訓練總共持續五週。該課程採取漸進式的難度設計，後來被認為起到關鍵作用。

克林貝里的研究結果驚人。訓練結束後，小孩們的工作記憶大幅進步、專注問題及過動症狀減少、邏輯推理和問題解決能力得到提升。效果到了三個月、甚至五個月後仍極為顯著。

接著，人們又在曾經中風的成年人身上觀察到類似現象。接受相關訓練後，他們的工作記憶進步，專注力也變好了。與此同時，克林貝里與他的同事揭露了這些變化如何反映在腦部。他們分析功能性磁振造影影像，發現經過專門設計的訓練後，大腦前額葉皮質等區域變得活躍許多。此外，腦皮質的某些多巴胺受體濃度也提高了。最後這點尤其突顯出大腦的可塑性，顯示分散於五週間、僅僅十四小時的訓練，也可能使大腦結構發生改變。

很多這類的訓練研究，會被不同團隊一再重複操作。大腦訓練正迎向大規模的突破，不只ADHD的治療，在對抗老年失智、其他注意力障礙方面也取得不少進展。在鹿特丹伊拉斯謨大學，我們於莎賓・汪梅克（Sabine Wanmaker）的帶領下進行了一系列研究，想瞭解這類訓練能否適用於憂鬱症、焦慮症或成癮症狀患者。該研究的構想是：此類症狀或許有部分為工作記憶缺陷所致。研究結果顯示，目前要設計出同時強化工作記憶、又減少特定症狀的訓練課程，尚有難度。

由於訓練工作記憶能有效延長專注時間，越來越多職場開始導入這類課程。我們做過另一項研究，在多間公司為工作者舉辦腦力健康檢測，並根據檢測結果，讓他們參加內容不同的訓練，為期數週。結果相當令人振奮。參加者回報，他們變得反應更靈敏、開會時能專注更久，也因此從會議得到更多收穫。他們的壓力似乎也有減輕。原因可能是經過訓練後，人們較能夠控制自己的思緒，花在憂慮擔心的時間就減少了。

透過更清醒的意識養成強大的專注力和自制力，是通往韌性的墊腳石，但還差一點點。有了強韌的心智和大腦認知功能，還需要最後一樣東西。我們還缺少一股槓桿之力：樂觀。這是韌性的最後一根主要發條，也是讓其他齒輪各就各位的黏著劑，借助小小情緒產生巨大力量。樂觀不是故事開頭就登場，而是故事結尾的壓軸，它將帶來動力，使一個良性循環開始運轉。

成功快樂的解答：樂觀的力量

癌症五重奏

凱斯・懷因（Cees Huijing）為自己調了杯琴通寧。我立刻注意到這位創意十足、年過七十的老先生所散發的少年氣息。懷因有說不完的迷人故事。他說起上屆荷蘭傳統盛事「十一城溜冰大賽」（Elfstedentocht）中如何在天然冰面上溜了兩百公里、贏得一場帆船大賽，和好幾場著名高爾夫球賽的熱血經歷，也講到在三十歲那年創立自己的廣告公司、打拼成功的奮鬥記。

不過大部分時間，我們聊的是「後來」——成功歲月之後的日子。五年前，懷因將廣告公司交給兩個兒子後生了一場大病，診斷結果是膀胱癌。經過一場極度複雜的手術，懷因遭遇中風，左半身完全癱瘓。在醫院的五個月，他的體重掉了近二十公斤，但他不肯放棄、奮力復健，想讓左半身恢復行動能力。這段期間，愛他的妻子始終支持著他。他的兒子也幫了很多忙。其中一個每天早上都會帶杯現榨果汁來看他，另一個每晚都會幫他偷帶一罐無酒精啤酒來病房。

最後，懷因戰勝了癱瘓。他相信癌症是打不倒他的，於是他重拾過往嗜好，包括高爾夫，並再度贏下一座獎盃。一年後，癌症復發，但他也痊癒了。然後癌症又發作到第三次，醫生告訴他，已經「沒希望了」。

幾個月後，懷因恢復健康，重返高爾夫球場。醫生們稱他為醫學奇蹟，但懷因只是想活下去，而且非常慶幸自己還活著。對生命的感激，促使他決定致力於支持癌症研究。生病之後，懷因與另外四位同樣有影響力、也曾抗癌成功的朋友組成「癌症五重奏」，希望透過募款，鼓勵早期發現癌症的技術。他們至今已為相關研究募得數百萬。

也許有些人會說，懷因只是拒絕承認自己生病的事實或樂觀過頭了，但依我看，懷因是在逆境中成長的最佳典範。他極有意識地照顧自己的心靈（工作壓力大時跑去騎單車紓壓，認為沒必要整晚胡思亂想）、照顧身邊的人（他說老婆就是女王），也照顧自己的韌性（懷因很注重身體健康，但他認為，若要把工作做好，腦袋也要保持健康）。他是個真正的樂觀主義者。

先天樂觀

樂觀有時與瘋狂相去不遠。有些人認為，任何形式的樂觀都是一種自我欺騙、甚至可謂幻覺。這樣的看法有值得商榷的地方。我們對於未來的人生，唯一能確定的，就是它終有結束的一天。人生中會遭遇不幸的機率，差不多是百分之百。基於今日我們對氣候、經濟與世界和平的認識，任何相信未來的人豈不都過於天真？或許，我們每個人心中都有一個憨第德（Candide），就像伏爾泰（Voltaire）經典同名小說[5]中的主角，即使置身最苦的處境，也始終相信命運會給他某種公道吧。

一篇篇研究、一項項調查都證實著，人類天生就有不屈不撓、相信未來的傾向。正因如此，人們總是低估遇上交通意外或罹患疾病的風險，又嚴重高估獲得面試官或某位異性青睞的機會。好幾百萬人週週都會買樂透彩券，因為他們深信自己會有運氣好的一天。就算發生最深

---

5 譯注：《憨第德，或樂觀主義》（*Candide, ou l'Optimisme*）。

刻的經濟危機，我們仍相信情勢不久便會改善；就算每個醫生都說我們病入膏肓，我們還是期待奇蹟能夠降臨。可事實是，人類真的就是無可救藥的樂天派。

演化生物學家發現，樂觀是求生本能的一項重要元素。它的一大功能，是與我們的高智力抗衡。由於擁有精巧的大腦，人類比其他動物更能準確判斷形勢，但單憑認清現實，並不足以協助我們生存。如果我們每次遇到老虎，都要計算牠們跑得比我們快多少，還能拔腿就逃嗎？如果拿起每樣食物，都要細細思索其來源和潛在危害，我們還吃得下任何東西嗎？

若沒有樂觀來緩衝，知識會令人裹足不前、動彈不得。在這層意義上，樂觀不是知識的相反，而是放在天秤另一邊、維持平衡的砝碼。空有樂觀是致命的，空有知識也同樣危險。為了生存，人類需要兩者兼備。

樂觀深植於我們的基因當中，也因此，數百年來，人們想鼓動他人做某件事的時候，往往會訴諸這項特質。政治家和廣告商非常大方地利用樂觀。美國總統大選就是廣為人知的例子。帶有明確未來願景（但未必符合現實）的口號，例如川普二〇一六年的「讓美國再次偉大」（Make America Great Again），或歐巴馬二〇〇八年的「Yes We Can」，總是能贏過把焦點放在當下的競選策略。其實可以說，整個美國從建國以來，一直是以相信未來為基礎。但在歐洲，訴諸樂觀也日益風行。強調現況多美好的人無法贏得選舉，承諾帶來改變才能得到選民支持。在廣告的世界，這種心態成了斂財的技巧。即使有批判意識的消費者，也很願意相信吃某牌優格就會變健康、買某種玩具就能讓孩子喜洋洋、開某款車就能飛黃騰達，又或者採用某型廚房就能讓你家變成最美的地方。

後天樂觀

樂觀很好賣，也很划算。研究發現，樂觀的人平均壽命較長、罹患疾病或經歷手術後存活率較高、出現失智症等老化症狀的機率也較低。樂觀的人更成功、更快樂，而且容易使他們周圍的人跟著樂觀起來。

長久以來，哲學家和科學家都在思索為什麼會這樣。終於，心理學給出了一個確切的答案。一九七〇年代起，每年都有新研究出現，揭露樂觀不只是天生的性格特質，也是一種態度。意思就是，確實有人生性比較樂觀，但你也可以主動讓自己變樂觀。

今日我們已經知道，樂觀是能夠學習及培養的。由於樂觀在各方面的諸多益處，人們開始大肆炒作它的好。正向心理學的各種快樂指南、快樂處方簡直要把世界淹沒。如今，大家不僅推崇自己的人生自己做主，自己的快樂也要自己做主。

不笑者死

樂觀現在是一種選擇，甚至有人主張其為一種義務，是每個人應盡的責任，只是有時這種想法會走錯方向。美國新聞工作者芭芭拉・艾倫瑞克（Barbara Ehrenreich），用「不笑者死」（Smile or die）描述當前樂觀被過度炒作的現象。她被診斷出罹癌後，最驚訝的是旁人對此的反應。她都還來不及消化這件事，就有人告訴她「你會挺過來，變得更堅強」，並說罹病會讓她更理解純粹的快樂。人們建議她對生病心懷感激（以及治好癌症主要須靠正面思考），對此她感到困擾不已，決定寫一本書探討此議題，於是動筆寫了《不笑者死：正向思考如何愚弄了美國與世界》（*Smile or Die: How Positive Thinking Fooled America and the World*）。她在書中認為，樂觀並不是一種無所不能、人人可得的神奇魔藥。她觀察，容許自己擁有負面情緒，漸漸被看成某種不合群的蠢人才會做的事，而失敗則被歸咎於信念不足。最極端的例子是風靡一時的暢銷書《秘密》（*The Secret*）。作者朗達・拜恩（Rhonda Byrne）在書中聲稱，只要你的思考夠正面，你就能影響宇宙、讓宇宙給你一切想要的東西。

我不是特別欣賞什麼都要「好光明、好開心」的正向文化，但我相信，深入瞭解樂觀運作的機制能讓人生大為不同。你不必是樂天派，也可以相信這一點，這些都已被研究證實了。

杏仁核裡的原始本能

樂觀是怎麼運作的？這項機制位於大腦數一數二古老的結構——杏仁核（amygdala）。我們已知樂觀是人類的基本動力之一，因此大概也不會感到意外。杏仁核又被稱為恐懼中樞，人類「戰或逃」（fight-or-flight）的本能即由此區掌管，而這種本能的現代變化形式，就是壓力。神經學研究顯示，樂觀在我們的腦中，主要表現為沒有壓力的狀態。這確實反映了一般人的經驗。通常對未來有信心的人，即使情勢不妙，也比較不會緊張焦躁。反過來說，容易焦慮不安的人，就算一切好像順順利利，也擔心得比別人多。雖然研究還未揭露何者為因、何者為果——是樂觀的人比較不易產生壓力，還是不易產生壓力的人容易樂觀？——但兩者的關聯已相當明顯。

杏仁核不僅是壓力所在，也是將情緒連結到事件的區域。因此，大腦這部分攸關我們的情緒生活穩不穩定。這點同樣印證了一般經驗。我們總覺得樂觀和快樂平靜的情緒生活相關，悲觀則和悲傷憂鬱相關。儘管同樣不確定兩邊的因果關聯，但仔細檢視樂觀在腦中的運作，仍能提供我們不少資訊。例如我們已經知道，樂觀關係到大腦之中情緒和事件的對應，而該機制雖然有一部分是自動的，我們卻也能主動影響它到某個程度。一個人如何看待過去發生的事件，關乎心理學上所謂的「解釋型態」（explanatory style），也就是解釋事情的慣用模式。

你用哪種解釋型態

解釋型態的差別可能出現在三個層面上，可以總括為何人、何地、何時。「何人」是指誰造成了事件。發生壞事時，悲觀的人往往認為是自己的錯。絆倒時，他們可能會怪自己不小心，但也有人會氣鋪路匠把路鋪得凹凸不平。另一方面，悲觀者很少認為好事是他們的功勞，就算事實如此也一樣。當一個悲觀的推銷員業績提高了一〇%，他可能會說是因為景氣變好、大家捨得花錢，忘了自己之前多努力開發新客源。

「何地」關係到對事件規模的評估。在樂觀的人眼中，就算犯了錯，影響也只限於特定範圍。悲觀的人則會馬上將壞事擴大解釋。連續在幾個路口遇到紅燈，悲觀的人可能會覺得全世界的紅燈都故意等他們，其實說不定下個路口就是綠燈了。某次考試考壞了，一位樂觀的學生也許會想，至少前四次都考得不差，總成績應該能及格。旁邊悲觀的同學則立刻斷定自己要留級了。

最後的「何時」，最足以區分人的解釋型態屬於樂觀或悲觀。悲觀的人通常相信事情只要錯一次，就會永遠錯下去。樂觀的人則傾向將負面經驗看成偶發事件，並認為可以從中學習。假設有家公司重組，兩位同事都要調動部門。悲觀的那位可能會覺得，都怪自己近期表現差，一定是因此才被降職，現在做什麼也沒用了，在職場發光發熱的希望已破滅。樂觀的那位則認為這是個挑戰，於是盡力把握眼前的機會。他心想，剛開始或許做事不順手、要辛苦一點，但說不定之後哪天，自己真正嚮往的那個部門會開出職缺。組織或企業重組時，樂觀者經常能成為使之順利的助力。

我們會用哪種解釋型態看待人生中的事件，並非取決於先天基因，而是後天養成的樂觀多寡。教育和早年經驗對此影響甚鉅。如果童年成長在悲觀的氛圍下，父母總是強調「不能大意，最壞的事隨時可能發生」，我們也就不太可能對人生抱持樂觀態度。雖然解釋型態可能根深柢固，但不是不能改變。如果你決心承擔這項責任，就可以設法控制自己的解釋型態。

破解壓力

我們從神經學研究得知，樂觀涉及一個人對事件的情緒性解讀。我們知道的另一點是，樂觀在大腦中表現為壓力的相反。實際上，壓力是人類一項原始本能的現代形式，那就是遭遇危險時「戰鬥」或「逃跑」的本能。假如你在史前時代遇上一頭獅子，你必須瞬間決定要發動攻擊，還是快點開溜。你會憑直覺決定，不會經過思考。這種緊要關頭還慢慢分析的話，獅子早就把你吞了。

活在現代，我們會遇到的大部分挑戰，都不必這樣火速採取肢體行動了。然而，我們的身體仍會分泌壓力荷爾蒙，這在史前時代能促使人類選擇戰或逃的行動。如今它們會繼續在體內循環，而產生的感受便是壓力。這種壓力未必不好，它可能造成正面或負面影響，端看你如何應對。

就像解釋型態，樂觀和悲觀者的「壓力應對型態」也截然不同。觀察這兩群人，會發現他們面對壓力的策略恰恰相反。悲觀的人一般偏好消極應對。他們傾向避免挑戰、逃避問題，盡可能一直當問題不存在，常常拖太久才尋求支援。樂觀的人則會積極出招。他們自己迎向挑戰、發掘問題，一有必要就尋求支援，主動想把問題解開。

細心的讀者可能會發現，這很近似史前人類「戰鬥組」和「逃跑組」的差別。悲觀的人比較傾向逃跑。如果你半路遇上獅子，逃跑當然是上策。遺憾的是，在二十一世紀的多數挑戰面前，逃跑不怎麼管用了。以前只要跑得遠遠的，總是能把獅子甩掉。但面對交期、未繳的帳單、某個無聊的同事，你要怎麼跑得遠遠的？現代問題有個特性——它們常會跟隨我們到天涯海角。因此在今日社會，選擇逃跑基本上意味著永遠無法擺脫壓力。

雖說「戰或逃」主要是由本能控制，但其中也有後天練就的成分。人可以學習不迴避挑戰，而且每克服一道關卡，都會讓選擇迎戰變得更簡單。反過來說也是。每一次的負面經驗，都可能使人更傾向逃跑。假如你遇上職場衝突，惡劣的經驗可能使你開始迴避特定地點或同事，導致壓力更大。沉重的壓力令你更想躲起來，直到完全壓抑了你的能力，想到工作只覺得焦慮害怕。較好的作法或許是分析那場衝突、找出癥結所在，接著就能思考如何解決、與同事把問題談開。這樣做能釋放壓力，爾後面對其他衝突，也會覺得更游刃有餘。

關於負面壓力和樂觀的研究還透露了一件事，即兩者就像蹺蹺板的兩端。當壓力往下，樂觀就會往上；樂觀往下，壓力就會往上。因此，減輕壓力也是一種促進樂觀的方法。

這解釋了為何冥想、運動或做點休閒活動，真的能讓我們變快樂。這些活動能紓解壓力、促進樂觀，而更健康的情緒生活也將隨之而來。

塞利格曼開啟先河

換言之，樂觀的效果確實值得期待。我們可以透過關注及調整解釋型態、主動迎戰、減輕壓力等方式，來大幅改變自己樂觀或悲觀的屬性，從而增加日常中的快樂感受。但樂觀的妙處還沒說完呢。

如同前幾節所說，樂觀熱潮已在全世界帶動一整個產業的出現。可惜的是，太多著作空有吸引人的標語，內容卻流於泛泛的分析和過度動聽的建議。但絕不包括馬汀・塞利格曼。塞利格曼被稱為「正向心理學之父」當之無愧，他不僅是正向心理學的始祖，至今依然穩坐此方面研究的第一把交椅。直到今天，還沒有第二人能像他一樣，提出一套以科學為基礎、真正可用、使樂觀頓時變得具體的理論模型。

有趣的是，塞利格曼的學術生涯不是從「正向」，而是從「負向」展開的。他最初鑽研的主題是「後天無助感」（learned helplessness，又稱習得性無助感）。一九六〇年代，他以動物進行實驗，發現動物若沒有機會改善自己的處境（在實驗中是避免遭受電擊），長期下來會變得憂鬱、生病、喪失學習能力。在人類身上，「後天無助感」同樣會導致心理疾病，例如憂鬱症。

塞利格曼的研究極具突破性，因為他推翻了當時的主流觀點，即人的行為會自動對應到人的外在經驗。在塞利格曼之前，學者一直認為人會產生何種行為——包括舉動、想法、感受——都是基於外在經驗決定的。塞利格曼的實驗首次展現，心理歷程對人的行為也有重大影響。該研究使年輕的塞利格曼一躍成為心理科學這個新領域的頂尖學者。此後五十年，他的地位都不曾改變。他被認為是二十世紀最重要的心理學家之一，不是沒有理由的。

距今二十年前，塞利格曼改變了研究重心，從無助感轉向人類的發明創造力，於是與心流大師契克森米哈伊一起成了「正向心理學」的開山始祖。這個全新的科學分支，將焦點對準傳統心理學略去不談的一切。從那以來，塞利格曼持續研究著一個命題：人如何養成讓自己更快樂的發明創造力？簡而言之，就是怎麼學會樂觀？

快樂五元素

二〇一一年，塞利格曼經過一年的研究，出版了著作《邁向圓滿》（*Flourish*），介紹他建立的快樂五元素PERMA理論模型。PERMA是五個縮寫字母，分別代表構成人們幸福快樂的五項要素：正向情緒（positive emotion）、投入（engagement）、人際關係（relationships）、意義（meaning）以及成就（achievement）。這五項元素都是我們自己可以影響和改變的。

正向情緒，可能是最理所當然會帶來快樂的元素，同時也是最難改變的一項。然而，要充分享受人生，我們絕對無法缺少它。心理學家芭芭拉・佛列德里克森（Barbara Fredrickson）在她提出的「擴展與建構」（broaden-and-build）樂觀理論中，將情緒感受的重要性排在第一位。她認為，變快樂的關鍵，在於擁有平衡的情緒生活。我們每次出現負面情緒，都需要三倍的正面情緒才能將其抵銷。正因如此，開始尋找讓自己快樂的人事物，是走出鬱悶情緒的第一步。

關於投入，我們在先前章節中稍微討論過，也談到它與心流的關係。想達到忘我的心流狀態，除了更善用意識與無意識（尤其學會適度休息）、提升專注力外，用更正面的心情處理每件事，也是一個有效的方法。這筆投資會讓你迅速回本，因為研究已經證實，心流的確能讓人更快樂。

人際關係之於快樂的重要性，晚近才開始獲得學者重視。直到不久前，大部分快樂研究都集中於兩方面：客觀經驗，以及個人的心理歷程。從前，快樂被認為是遇上好事，又或者內在擁有正向情緒的結果。但近來，神經學及心理學研究都逐漸顯示，歸屬感對於快樂的產生很關鍵。越來越多學者主張「快樂的人，朋友比較多」的老觀念，但事實上應該反向解讀成「朋友比較多，人會比較快樂」。

尋找人生意義，與設定優先順序有很大的關聯。我們的內在動機也與意義感密不可分。在尋找意義這方面，正如塞利格曼在書中所指，人類已經偏離本能很遠了。時事話題不僅主導我們的一舉一動，也主導我們的所思所想。《黃金圈》（*Golden Circle*）作者賽門．西奈克（Simon Sinek）認為，人生中最需要思考的問題不是「做什麼」，而是「為了什麼而做這件事」。高曼對專注力的看法也傳達了同樣的立場。他相信，對於更大藍圖的關注，是一切專注力的基礎。

成就與快樂的關聯，目前仍是科學家激辯的問題。儘管好像違反常理，如今多數學者的共識為「成功不會讓你更快樂，但快樂會讓你更成功」。塞利格曼依然支持「成就能帶來快樂」

的觀點，但主要是從解釋型態的角度切入。根據他的看法，唯有當你認為是你自己搏得了成功，快樂才會增加。

偷懶樂觀主義

科普和大眾文學書籍中，樂觀熱潮還在狂燒。即將進入後藥物（post-pharmaceutical）時代的此刻，越來越多人開始想透過改變習慣或觀念，來提升生命的品質。只不過，一味瘋樂觀也有潛在危險。

樂觀最明顯的問題，是可能落入不切實際。過度樂觀的人有時會太過自我感覺良好，眾所皆知，這種時候最容易栽跟斗了。此類現象在醫學領域特別常見。「樂觀偏誤」（optimistic bias）可能致使患者停止服藥，或不相信醫師告知的壞消息，也可能讓絕症病人懷抱錯誤的期待。

樂觀的第二個問題，是可能導致「偷懶樂觀主義」（sloptimism）。偷懶樂觀主義會使人們變得慵懶過頭，只因他們相信，凡事都會船到橋頭自然直。從這個角度看，偷懶樂觀主義可說是完美主義的相反。

樂觀的第三個潛在危險與上一點有關，涉及我們與壓力的關係。一般來說，人都會想辦法減輕壓力，但在很多情境中（即使現代），壓力能救我們一命。如同本書前面說過的，一定程度的壓力可能有益。壓力使我們更警覺，隨時做好發揮體力或智力的準備。就此意義而言，過度樂觀甚至會有生命危險。

如果你想為自己或企業同仁增進樂觀，不妨將這些問題放在心上，如此就能避免矯枉過正了。撇開上述幾點，我相信沒有理由不看好樂觀。一般情況下，樂觀都是非常安全且益處多多的策略。

第三部
尋找更好的用腦策略

寫到這裡，我也很希望能誇口——說上述每項技巧都無敵簡單，都是我的家常便飯；說本人就是超級樂觀主義者、能隨時專注到渾然忘我、只在對的時機讓思緒漫遊、絕不會在一包薯片前或線上購物節失控；說我這些年來研究心智韌性，早就自動變成強韌、快樂、成功的人了；說只要熟讀本書，你也能坐享這一切！可惜，現實中沒有這種事。

如同我們不會看完飲食方法的書就變得健康、不會讀遍現代舞百科就成為頂尖舞者。想鍛鍊心智不能光靠攝取知識，還得實踐它。你必須付諸行動，並在遇到挫折時堅持下去，一直練習到不必刻意努力，也能輕鬆運用這些技巧。我總是大方承認，自己還不曾達到這種境界。我和所有讀者一樣，每天都要下定決心，決定繼續努力為我的人生掌舵、為我的思緒負責、投資我的心智。

換句話說，我很清楚投資心智不是一個容易的決定。不僅對於個人，對於政策制定者、企業家、教育家可能更是如此。相較於其他投資，投資心智目前仍較昂貴和未知。正因如此，要制定確切的用腦策略，經常使人們躊躇再三。儘管如前所述，這是一項零風險、只可能獲益的投資，但許多人仍想繼續觀望，先看看別人怎麼做，有必要再跟進。

雖然可以理解人們為何遲疑，但在我看來，實在沒有理由繼續拖延、不立即回應當前的腦內危機。今日關於心智的知識已經非常豐富。正向心理學還是一門初萌芽的行為科學，卻已在問世的二十年間帶給我們大量啟發。而自從「大腦的十年」（一九九〇年代）以來，神經科學也大幅增進了人們對於如何活得成功、快樂、投入的理解。甚至更可喜的是，科學家和國際知名的書籍作者，確保了一般人也能取得這些知識，理解如何強化我們的心智。這些研究成果非但沒有深鎖在實驗室和大學圖書館裡，其實也還找不到幾個領域，像心理學和神經學這樣受大眾關心。

在企業界，不時能看見「又一間公司主動尋求與心理學家合作，想瞭解如何耕耘心智財富」這類令人欣喜的消息。然而，以目前來說，這些視野前瞻的企業還是春天的第一批燕子。他們的出現是很好的跡象，然而夏日似乎還得等上一陣子。

還有一點我認為也不是巧合，即這些投資心智資本的先驅，都是出於必要才這樣做。許多案例中，我們第一部討論的「落後奮發定律」扮演了要角。人們幾乎總是因為某些負面經驗，才決心採取行動、投資韌性。或許是突發的工作倦怠使人迫切想鍛鍊韌性，也可能是嚴重的缺勤或離職潮，使企業決定引進心智訓練課程。

當然，晚做總比不做好。我們也知道，偉大的成功故事往往誕生於危機之中。但這件事本身揭示了一個錯過的機會。如果培訓和練習這麼有效，能讓心智資本一度負債的人們重新富足，那麼趁還有本錢的時候開始，能創造多豐饒的成果呢？

透過正確投資，領導人和政策制定者能發揮關鍵作用。在高度仰仗員工腦力的領域，情況尤其如此。現在若不擬定用腦策略，這些從事腦力生產、倚賴員工創意的企業和機關，很快便會受到腦內危機衝擊。推而廣之，任何與創新有關的企業，都能從健全的用腦策略獲益。而負責為社會構思及改善政策的政府，本質上也屬於腦力產業的一員。

某些領域中，科學知識似乎會慢慢向下滲透，其中之一就是教育。儘管教育界明顯受到腦內危機波及，為此進行的投資卻相當有限。然而，教育正是最需要此類投資的領域，因為這不僅涉及學校師生的福利，也涉及整個社會的未來。

拜科學進步所賜，我們如今有機會栽培出有史以來心智最健全、最有韌性的一代。另一個選項不那麼吸引人。假如我們仍然不將強化心智的知識納入教育中，下一代恐怕會成為空前脆弱的一代。研究已顯示，在科技的環繞下成長、某程度上是由科技養大的「數位世代」

（digital generation），應付二十一世紀挑戰的能力不幸更弱了。相較於「類比世代」（analog generation）[6]，今天的兒童和青少年身上，更能清楚看見新世紀科技的副作用，包括行為問題、心理健康問題、記憶力變差、專注力變差、喪失批判思考能力等。讓我們從危機之中習得教訓，現在就選擇投資更有韌性的未來。

我在實務中發現，許多個人、企業、組織很想開始做這件事，但遍尋不著實踐的方法。要將上述一切化為行動當然不簡單，特別是對從未接觸過心智韌性的人來說。而且，心智鍛鍊需要量身設計。就像不同領域、不同企業、不同的人會各有各的需求與挑戰，在耕耘心智資本方面，大家也各有各的優勢與難關。每一場危機當然也會帶來獨特的問題和成長機會。雖然關於強化心智，有些基本原則和建議互通，但具體作法一定要因人或企業而異。

---

6 譯注：「數位世代」泛指約二〇〇〇年後出生者，熟悉的都是「數位訊號」產品（手機、電腦、MP3、數位相機、數位電視等，訊號只有0與1兩種狀態）；「類比世代」則是指此前的一代，使用過經典的「類比訊號」產品（黑膠唱片、底片相機、傳統電視機、傳統電話機等，以物理性質作為訊號）。

憑藉過去二十年來研究帶來的啟發，我們比過去任何時候，都更有能力塑造良好的用腦策略。這樣一條策略，首先必須能修復我們與時間、空間和彼此之間的斷裂連結，將其改造為正面的夥伴關係。我們必須讓大腦再次成為牢靠的基石，不再只是顆被摔來摔去的乒乓球。

你可以將用腦策略想像成重新布置一個房間。在這個房間裡，我們的大腦就是窗戶，讓陽光灑入室內。我們至今的策略，一直是想挪動窗子來配合房裡的擺設，但這種辦法實在行不通。我們應該視窗戶的現況來調整擺設，才能事半功倍。

與其改變大腦來配合環境，不如構思更「友善大腦」的策略。延續房間的比喻，我們需要做的幾件事，包括趁著日光充足的時段利用這個房間（改善與時間的互動）、把傢俱搬到光線更好的角落（改善與空間的互動）、在最明亮的地方接待我們的訪客（改善與彼此的互動）。最後一點關係到窗戶本身。如果從來不擦窗，時間一久，光線就透不進來了；如果不裝上窗簾，強烈的日照容易使傢俱褪色。同樣地，我們需要保持大腦運作的基本健康，才可能累積和享受心智財富。

四七%法則：投資專注時間與恍神時間

充分利用有限的專注時間

人清醒的時間中，有四七%都心不在焉。我們談意識時（見「意識的窄門」一節）曾說到，人在這些時候處於一種「無意識的意識」狀態。老闆可能很難接受員工有將近一半時間心都不在辦公室，但這就是事實。你可以用兩種方式看待這個數字：盡可能卯足勁將不專心的時間比例壓到最低，或思考如何才能更充分利用「專注時間」和「恍神時間」。

生活在現代，我們很多人每天都為專注問題煩惱著。令人分心的事不斷冒出來，要專注一小會兒好像都難如登天。關於這個主題，我讀過最發人深省的一本書，要屬卡爾．紐波特（Cal Newport）的《深度工作力》（*Deep Work*）。紐波特是位美國電腦科學家，他在書中描述自己如何藉由選擇專注，成功做到年年發表六篇學術論文，同時還繼續推進研究和書寫大眾讀物。當然，不是每個人都想達到這麼高的標準，但我相信大部分人的專注力都能再提升。如果人們不專心的時間平均占了四七%，就表示也有些人低於（甚至遠低於）這個數字。

然而，多數研究顯示，比起努力增加專注時間，讓有限的專注時間發揮最大效益，才是更有用的辦法。誠如吉爾伯特所言，「如果人的思緒有四七%的時間在漫遊，那就說明給它這麼多時間才夠。」

這當然不是說我們都該放棄全職工作，專心上半天班就好。我們無意識的那半時間，是專注那半時間不可或缺的一部分。如同前面章節所述，白日夢通常並非浪費時間，反而是大腦歸檔、處理、計劃、設定目標不可少的過程。換言之，若你想提升專注時間的品質，那你也得開始投資恍神時間。

投資專注時間

想充分利用專注時間，究竟該怎麼做？有三個相對簡單的技巧，可以快速見效：速戰速決、設定時間目標，以及思考「坐姿問題」。

技巧一：速戰速決

思緒漫遊本身不必然會造成問題，問題是它經常發生的不是時候。要讓思緒偶爾聽話不亂跑，最好的方法，就是不時放它們出去遛遛。因此，別不切實際地要求大腦專注太久，試著將專注時間縮短到可行的長度，並預留之後放空的時間。

今日成年人的注意力持續時間平均落在三十到四十五分鐘之間，一心多用的多工族則短得多，大約是十分鐘。在規劃會議、準備演講、安排課程時，記得這點是第一步。TED演講就是個好例子，即使世上最棒的講者，在TED講臺上演說也一律不能超過十八分鐘。他們的格言是「長話短說」（make it short）。

可想而知，不是每件事都能這麼快速地解決。這種時候，我們需要借助另一個小技巧——在長時段中，安插短短的「無聊時段」。在演講中安排一個較為鬆散的段落、在會議中暫停讓大家去拿咖啡、在課堂上發講義……這些方式都能允許人們的注意力休息一會兒。畢竟，研究顯示，短暫無聊可以刺激創意和產能。

有個原則很重要，即分割時段不代表你需要換別件事來做。在一堆任務之間切換是個很糟的作法（我們先前提過這點），而且想盡快完成繁雜的工作，容易導致自我耗盡或意志力耗盡。與其一邊回電子郵件、一邊拼命趕報告，不如先專心完成需要最多心力的事（寫報告），即使可能得讓電子郵件稍等兩、三小時。每完成一件任務，你的心理壓力就會輕一點。每次開始新任務前，也務必要讓自己休息一下。

這種畫出時段的方式，也稱作「箱型時間管理」（timeboxing）。進行這類規畫時，需要謹記的另一條原則，是米勒的 7±2 定律。你不能排給自己無限多的專心時段。四個長時段之後，頂多只能再加三個短時段，然後就需要真正休息了。

技巧二：設定時間目標

專注時間不僅要短，而且從一開始就要說清楚會這麼短。開會時，開門見山告訴大家會議將進行多久，以及你希望這段期間能完成什麼。這麼做能給與會者一個關於內容的目標，以及一個關於時間的目標，而這是進入心流狀態的重要條件。教師也可以應用這個技巧，例如一進教室，就把你希望下課前完成的事寫在黑板上。

你也可以為自己設定全神貫注的時間目標。給自己一件半小時內要完成的任務，能幫助你快速掌握更專心的方法。設鬧鐘也是不錯的主意，尤其剛開始練習的時候。

專心和休息的時段長短因人而異，必須自己去感覺。一般經驗法則是，專注時間不要定得太短（至少半小時），無聊時間不要定得太長（至多幾分鐘）。剛開始練習時如果只能專注十分鐘，倒也不必擔心。隨著多運用此技巧，能專心的時間就會自然增長了。

技巧三：思考坐姿問題

充分利用專注時間的第三個方法，是採取集中精神的「姿態」。多數人都知道，打直背脊、伸直脖子可以有效防止腰痠背痛；但甚少人知道，這種姿勢也能確保呼吸順暢、大腦不缺氧，而這點對腦力工作者格外重要。除此之外，集中精神的姿勢也會產生心理效果，使我們更加專注。研究「體現認知」（embodied cognition）的學者發現，身體狀態能對我們的認知產生極大影響。例如一項研究顯示，人可能因為肌肉較用力，而變得更堅決果斷。

除了選擇集中精神的坐姿、運用身體姿勢達到專注，還有個更重要的小技巧——思考真正的「坐姿問題」。在做任何工作、參加任何會議、上任何課之前都可以自問：「這件事真的需要坐下來嗎？」有些工作如書寫，坐著處理確實比較輕鬆（甚至不坐下還不行），但其他許多時候倒沒必要坐著。

如果回答是「不需要」，而且做這件事不必花太久的時間，站著完成幾乎一定比較好。據我所見，這個技巧尤其為兩個領域帶來了豐富的可能。

其一是教育。當今社會，兒童和青少年被期待每天坐著上課八小時，造成許多不利身體健康的副作用（例如脊椎問題或過胖）。但誰說小孩一定得坐著才能聽課？如果不必抄寫東西，站起來半小時又何嘗不可？亞里斯多德講課的時候，不也都帶著他的學生邊漫步、邊討論嗎？

針對會議，我們也同樣可以思考這個問題。腦力激盪或主題討論或許還不一定，但每天或每週的工作會議有沒有必要坐著，就非常值得思量。這類會議上，每個人都力求長話短說，卻依然永遠超時。若希望換個作法，不妨試試大約十五分鐘的「站式會議」。不久前，聖路易華盛頓大學（Washington University in St. Louis）的學者還發現，站著開會能提升創意、促進在場者之間的合作。

投資無聊與放鬆

充分利用專注時間的同時，我們也能設法從「不專注的時間」汲取多一點收穫。在這方面，區分「無聊時刻」與「放鬆時刻」是一大關鍵。

技巧一：保留無聊的時間

我們開始不專注、思緒飄向別處時，多半習慣立刻逼自己回神。但遇到這種狀況（尤其面對不請自來、一再出現的念頭時），花一點時間觀察你的心思，然後再將其釋放，可能是更好的作法。我們先前稍稍談到過，這些念頭之所以一再出現，主因是大腦認為某件事很重要，想提醒我們處理。此時若能告訴大腦「我會晚點再想」，大腦就不會那麼焦慮了。這也有助於培養自我信任。當你知道自己確實能晚點再想，也比較不會緊抓某個念頭不放。你可以和自己約定何時要來思考這件事，在那之前先擱下這些心思。經常重複下來，你會更信任自己，也更有能力將煩人的念頭擱到一旁。

另一種思緒漫遊中，我們的心思好像會隨意跳到無關的事情上。這類胡思亂想有其重要性，不僅能協助大腦處理每天淹沒我們的大量資訊，也是創意與靈感的泉源。換句話說，偶爾讓心思自由奔馳一下，是腦力活動的必要環節。

接下來的問題是：我們如何將這種思緒漫遊從一項缺點（帶來擔憂、浪費時間）轉變為一項優點（激發創意、協助解決問題）？又一次，關鍵在於改變思緒漫遊的時機。思緒突然脫韁時，人很難控制它們。但你能主動創造一個促使思緒開始飄遊的環境，這時要主導它們的方向比較容易（雖然不可能達到完全控制）。這種環境就是無聊。

前面我們已經看到，少許無聊能刺激創意。比起從早忙到晚、拼命不分心，自行製造一些無害的無聊更有助益。持續全神貫注一段時間後——例如剛結束一場腦力激盪，或剛讀完一篇報告——就很適合創造無聊。

想創造無聊時刻，重點是不必專注於任何事。看電影或讀私人信件還不夠無聊，不足以讓思緒開始閒逛。要尋覓無聊，最好選擇沒有太多趣事吸引你的安靜場所。

開啟我們白日夢的活動形形色色，每個人都不太一樣。你可以試著留意哪些時候最容易不經意想到好點子，像是整理辦公桌、去郵局寄信、影印、在等候室閒坐、吃點東西……這些都可以作為分心的好方法。最近，用塗鴉來進行思緒漫遊也相當流行。桑妮・布朗（Sunni Brown）在《思考塗鴉革命》（*The Doodle Revolution*）一書中，解釋了塗鴉如何能協助人們釐清思緒、激發創意。

技巧二：偶爾讓人找不到

除了需要無聊，每個人也一定要擁有放鬆的時候。現代社會在這點上同樣有待加強。今日，我們的工作時間和閒暇時間失去平衡。重疊的部分實在太多了。一方面，加班太久的現象出現；另一方面（我認為這嚴重得多），太多人回到家還在工作。

有了今日的科技，許多腦力工作者隨時隨地都能辦公，無論離開辦公室或三更半夜都一樣可以工作。照理說，這應該是件好事，人們會有更多自主權可以選擇何時工作。近幾年，彈性工時（flextime）、滑動工時（gliding schedule）等制度引起大眾熱烈的興趣，我也相信正應如此。

遺憾的是，從實際結果看來，這些科技只是導致人們工作得更久而已。根據荷蘭拉德堡德大學（Radboud University Nijmegen）研究，在家遠距上班者更容易發生工作倦怠。每天工作完八小時以後，他們還是會檢查工作信箱、把報告讀完、傳訊息給同事。工作和閒暇的分野太過模糊，以至最後所有時間都成了工作時間。

比利時根特大學（Ghent University）工作心理學教授弗雷德瑞克．安塞爾（Frederik Anseel），已研究所謂的「新型態工作」（new work）有段時間。他對彈性工作制度的看法，算是中立偏向正面。他發現，員工在彈性制度下平均表現較好、動力較高，投入程度也略高一點。根據調查，他們的壓力感受也略低於平均值。但這些正面效果的顯著程度，卻不若一般人所想。安塞爾教授也指出，並非所有人都能從在家上班受惠，有些人在傳統朝九晚五的環境下，工作狀態比較好。

工作時間和私人時間漸趨重疊的問題，引起了頻繁的討論。法國二〇一七年起生效的新法規定，人們有脫離工作的權利，五十人以上的公司不得再要求員工下班後處理工作郵件。德國也從二〇一四年起，規定上司除了緊急狀況，不得於下班時間打電話或寄信給下屬。有些企業決定響應這波「工作－生活平衡」（work-life balance）的趨勢。德國福斯汽車（Volkswagen）從幾年前開始，就將他們的黑莓信件伺服器設定為「無法在下班後寄信給員工」，隔天上班前半小時伺服器才會再次「開門營業」。

我本身不是特別欣賞這類措施。我反而認為，應該構思更靈活的作法來整合工作與生活。相較於拼命追求將工作時間和私人時間切開，就我所見，設計真正能增加人們自主權的工時制度，更有機會解決問題。如今許多員工覺得，他們就算在家也決定不了自己何時工作。老闆什麼時候寄信來，他們就什麼時候上工。仔細想想，便會發現催人工作的不是老闆，而是我們使用的科技。

我的一位客戶是個金融主管，她向我坦承，其他主管同事的作法使她壓力很大，覺得自己也必須讓下屬隨時都找得到她。後來，她逐漸學會自己決定「方便聯絡」的時段，並將這件事告訴團隊成員。週末時，她不會帶手機出門，除非她知道下屬正在處理非常要緊的事、可能需要緊急支援。長假期間，她會把手機留在家，只在早上和傍晚各檢查一次有無重要來電。她不再讓工作悄悄滲入私生活的其他部分，結果壓力順利減輕。

在家工作能否成功快樂，主要取決於我們能否和自己做出約定，並且遵守它。無論在家或在辦公室，專注時間的原則都一樣：盡量速戰速決、身心專注，也別忘了設定明確的目標。

投資一夜好眠

想改善與時間的互動，還有最後一個步驟，是強化心智韌性必不可少的一步：重拾健康的睡眠時間。我們的身心健康深受睡眠影響，而一般建議成年人每天睡眠七到九小時。睡眠充足的人，壽命相對較長、罹患心血管疾病的機率較低，壓力相關症狀也較少。此外，睡眠充足者較有創意、情緒平衡較好，注意力持續時間也較長。缺乏睡眠會使人的學習速度變慢、影響記憶力，還會提高憂鬱症等心理疾病的發生風險。

絕大多數人都知道養成健康睡眠習慣的基本原則。例如每天同一時間就寢和起床（就算週末也一樣）；睡前三小時避免酒精、尼古丁或含咖啡因的飲料；睡前一小時關掉平板、手機、電視等。這些大家都耳熟能詳，卻依然每天都在破壞這些原則。

美國知名電子報《赫芬頓郵報》（*The Huffington Post*）創辦人雅莉安娜・赫芬頓（Arianna Huffington）認為，睡眠不足被錯當成一種地位象徵。「每天為了工作加班熬夜、疲憊不堪應該被視為恥辱，而不是一種榮譽。」她相信，睡眠是通往成功最直接的途徑，也是預防工作倦怠最重要的方法。她在《愈睡愈成功》（*The Sleep Revolution*）一書中，描述睡眠剝奪如何侵蝕人們的職業、情緒和性生活。但同時，她也指出我們能怎麼改變局面。赫芬頓以她的親身經驗為例，敘述她下定決心不再多工、睡得更多之後走出工作倦怠的故事。這件事大大影響了她的人生，也讓她決定徹底改革公司人事方針。現在，《赫芬頓郵報》的編輯室裡設有「小睡房」，而且據說裡頭從來不會空著。最近，我也越來越常聽見人們說，小睡十五分鐘能幫助他們重振精神，有力量面對下一件工作。德國薩爾蘭大學（Saarland University）的研究顯示，午睡四十五分鐘能讓一個人的記憶力提升五倍。一項巴黎的調查則發現，小睡十分鐘就足以使人反應更靈敏，並且逆轉缺乏睡眠所造成的某些負面壓力。

隔間魔術：在無垠時代選擇專注

終結資訊肥胖

今日，我們生活在前所未有的無邊際空間當中。我們的工作場所遠超出辦公室的四面牆，延伸到自家客廳（甚至是臥室），並透過無線網路與世界另一頭相通。在此空間中，資訊流不斷嗡嗡作響，嚴重干擾聽覺。人在這種條件下究竟要怎麼進入心流？

沒人樂見「新型態工作」和現代科技變成對大腦的新衝擊。我們勢必要做出調整，以便適應數位化的新現實。辦法不是把所有科技都捨棄，而是在數位生活中拿回掌控權。就像把冰箱上鎖不是對抗肥胖症的好法子，禁止人們取得資訊也無法有效對抗資訊肥胖。想更適應今日的無邊際空間，主要須透過（重新）確立我們的選擇權——我們可以自由決定要使用多少空間，也可以決定怎麼使用。

分隔空間吧！開放未必好

要取回對所用空間的選擇權，我們得從最基本的問題開始：如何隔間。今日，多數人的空間都互相連通。假如你要裝潢實體房屋，首先會需要將大空間區隔為小空間，並確定廚房、浴室、臥室、客廳或工作區等小空間的功能。心理空間也可以這樣做。並不是說每個區域都要封得密不透氣，能不時讓房間通通風也很好，但你必須讓各區域能在必要時獨立使用。

關於這點，職場生活中就有個很鮮明的例子，即「開放辦公室」（open office）。這種辦公室讓人們彼此之間、與外界之間都沒有隔閡，對於促進合作與對話非常理想，卻完全不適合專心工作。著有暢銷書《大腦連鎖》（*Brain Chains*）的神經精神病學家西奧・坎培諾爾（Theo Compernolle）認為，開放辦公室會使工作效率下降，降幅可達四成之多。開放辦公室的大問題為聽覺刺激太多，同事講電話的聲音尤其會形成干擾。根據一項美國研究，短短約三秒鐘的中斷，就會造成員工出錯率提高兩倍，即使他們只是在輸入二位數字。更麻煩的是，我們被打斷時，平均需要約二十五分鐘，才能完全回到原本的工作狀態。至少《Peopleware》的作者之一湯姆・狄馬克（Tom DeMarco）是這麼認為的。該書探討工作效率，十分受歡迎，已經出到第三版。如果工作比較複雜，可能還要外加十五分鐘。我猜這段時間還沒過完，我們大概又被打擾了……

換言之，開放辦公室並非任何事業皆適用。如果你是企業經營者，先評估優缺點，會比直接跟隨潮流有利得多。你想促進員工彼此討論嗎？或者，你的員工需要安安靜靜專心工作嗎？答案會協助你決定如何規劃一間辦公室。

大部分企業和機關中，開會及辦公方式都講求專注。理想上，這兩者應能反映在辦公室的配置上，最好也有單獨隔開的空間，可以用來支援這些功能。當然，有時候辦公室並沒有全面改造的條件，但只要有心，不愁想不出解決辦法。舉例來說，打造一間不能攜入任何科技產品的「安靜室」，就是非常有效的一招。

在學校，將空間實體分隔為資訊能暢通無阻的「流通區」和不能帶進任何科技產品的「安靜區」，可以使一切完全改觀。目前大部分的學校採取兩種制度之一，不是全面禁止科技產品，就是毫無管制全面歡迎。第一種制度下，學生勢必會更想滑手機、玩平板，但從未學到怎麼健康地使用這些科技。第二種制度則經常犧牲專注力，學生不斷分心，查看各種訊息或狀態更新。

我認為，我們不必在這兩種制度之間二選一。更好的辦法，也許是給使用空間的師生更多選擇權。將兩種選擇都提供給孩子，也是在教他們每種制度都各有利弊。他們可以自己去發現有什麼活動適合在安靜空間進行（也許是看書或解題），什麼活動適合在熱鬧空間進行（那可能是找資料、想點子）。趨勢研究公司 Trendwolves 針對高中生進行的一項調查發現，很多學生其實希望教室裡更寧靜一些。

不只實體空間需要依功能分隔，我們的心理空間也須安裝能適時關閉的心理門扉。如同上一章所提，在家工作的出現，為分隔心理空間帶來新的考驗。在家工作侵蝕了界線：工作跑進了家的區域，而家事也混進了辦公區域。

近來，越來越多公司允許員工每週幾天在家上班。以全世界來說，該比例還很低，大約占了六%，但各國之間差異甚大。美國在此方面引領全球，工作人口中，約四〇%可以在家上班。比利時的數字落在二七%左右，荷蘭則只有一三%。不同行業和職位的情況也大相逕庭，然而一切跡象皆顯示，下個十年，遠距上班族的人數將大幅增加。

雖然給員工這種選項的雇主一天比一天多，卻極少有人投資遠距上班者的工作空間。在家工作的人裡頭，有多少直接坐在廚房、用餐桌辦公？花了好幾百萬打造現代辦公空間的企業，是否也該關心一下他們在家執勤的四分之一同仁又是如何工作的？

使用空間，向多工說再見

對於空間的配置，我們個人未必總能置喙。因此，我們更需要投資心力，學習適應今日包圍我們的這個無垠空間。很多人都感覺到，自己似乎控制不了心思和注意力的去向，越來越常同時被拉往好幾個（甚至好幾十個）空間。社群媒體和手機APP送來洪水般的資訊、意見、事實、挑戰和想法，好像快把我們淹沒了。我們的大腦拼命想處理所有資訊，於是開始多工。這就是問題所在。

在科學界，人無法多工是眾所周知的事實。縱使我們覺得可惜，但研究結果一致顯示，人就是無法一心多用。不要問了，男女老幼都不行。

這個事實讓一般人有點難接受，因為我們活在「一心一用」彷彿已成奢侈的年代。誰不是邊開車邊聽廣播、邊走路邊講電話、邊追劇邊傳訊息？這不是一心多用嗎？我們這麼以為。

但實際上，我們的大腦從未真正在同一時刻處理多件事務。

如果我們強制大腦多工，則可能的結果有兩種。一種是大腦只處理其中一件事，把對其他事的意識關掉，例如邊走路邊講電話時以「自動駕駛」模式走路。但是，假如兩件事都需要專注，大腦就只好兩邊來回切換：我們以為自己是在追劇的同時傳訊息，但其實是傳傳訊息、再看看劇，兩邊從來都不是同時進行的。而兩件事越是相關，比方說一邊寫電子郵件、一邊和同事討論，大腦的切換速度就越慢。

雖然科學家老早就說多工是天方夜譚，我們個個卻還是執迷不悟，為自己招來許多惡果。首先，多工無法提升工作速度，只會將速度拖慢而已。研究顯示，當你在處理任務時分心（例如讀報告讀到一半，分心去回一封信），平均需要二十五分鐘才能重新回到專注的狀態。多工族的工作效率可能下降四成之多，創意也顯著較低。學者研究在電視機前讀書的青少年，發現邊讀書邊看電視，會使知識被儲存到錯誤的腦區，日後無法主動利用。多工族做事更費力，出錯率也更高，而多工還會損害記憶力、智力、甚至人際關係。邊吃東西邊做其他事情不利於健康，同時應付數件工作也會造成壓力、影響身體。

多工是心智韌性的天敵。本書第二部談到的四種資源（自制力、意識與無意識、專注、樂觀），每一種都會蒙受多工之害。多工使我們難以聚焦、無法有意識地吸收新知、失去自我控制，而且更不快樂。

多工危機的出現，很顯然與科技革命密切相關。德州大學腦健康中心（Center for Brain Health）創辦人珊德拉・查普曼（Sandra Bond Chapman）做了一項調查，詢問人們覺得自己大腦的黃金歲月是什麼時候。無論年齡，回答者一致表示是距今十年至二十年前的年代，即手機和電腦尚未接掌一切的年代。

自從一九九〇年代起，我們便開始集體多工。多工行不通的證據至今已堆積如山，這不禁令人疑惑：既然都知道行不通了，幹麼還要繼續這樣做？這個謎團也已被神經科學家解開：因為我們對多工上癮了。

多工上癮涵蓋不同層面。首先，我們喜歡多工帶來的滿足感，多工讓我們覺得自己好像很有成就，至少最初是如此。較不明顯的另一點是，我們的社會相當賞識有效率的多工者，而人天生容易受到這些讚美影響。最後，我們也真的對多工產生了生理依賴。

每當我們以為「成功」做到多工，大腦的獎勵機制就會啟動並釋放多巴胺（dopamine，也就是我們的快樂激素）。充滿多巴胺會讓我們歡欣滿足，因此真心相信自己工作效率好得不得了。這會鼓勵我們繼續多工，於是下次完成時，大腦又分泌新的多巴胺，如此重複循環。多工族開始對這時的狀態上癮，不斷尋找新的刺激，以便再讓大腦釋放快樂激素。

多工必須付出昂貴的金錢、社會、人際和心理代價。但在集體成癮的效應下，多工的市場已成長到如此巨大，科技公司除了回應這種依賴，沒有第二條路走。非因偶然，時下最新的科技小工具，紛紛主打讓多工變簡單，例如能在多臺電腦間快速切換的跨平臺鍵盤，或能同時控制各種蘋果裝置的 iFusion 平臺。

這類小工具只是在操作方面簡化了多工。對大腦來說，它們只是形成更多障礙，更加拖累效率。最令神經科學家不安（及吃驚）的發現是，重複多工不會使人更擅長多工，反而讓人越做越差。史丹佛大學研究顯示，多工族處理複雜工作的能力不及一心一用的單工族，因為多工族較不擅長整理想法和篩選資訊。在兩件工作之間切換時，多工族的速度也比單工族慢。過去很長一段時間，人們認為多工對大腦認知功能的傷害是暫時的，但薩塞克斯大學（University of Sussex）的學者指出未必如此。他們研究多工族的大腦，結果顯示前扣帶皮質區的灰質（gray matter）密度較低。該區是主掌同理心、控制我們認知及情緒的區域。

更糟的還在後頭。相較於經歷過類比時代的人，在手機和電腦陪伴下長大的數位時代小孩，更不擅長同時處理多項任務。有個流行的說法是：「如果賈伯斯小時候有 iPad，他絕對不會想發明這種玩意。」賈伯斯自己似乎也這麼想，因為他從不讓他的小孩用 iPad，而且限制他們上網的時間。

希望以上內容已向讀者說明，為什麼心理空間一定要盡量以最妥當、最有效的方式運用。但具體而言該怎麼做呢？以下同樣提供了幾個可實踐的技巧。

技巧一：停止多工

我當然不是鼓勵讀者拒用一切新科技、重回靠著一臺室內電話辦公的年代，而是呼籲可以更聰明地利用科技。別再放任科技吞沒你的心智。你可以改變自己使用心理空間的方式，從科技中獲得最大利益。

第一步是最重要、也最激進的一步：停止多工，開始單工。最顯而易見的辦法，就是從今天起不再同時處理多項工作。現在大部分辦公室（甚至居家空間裡），所有活動都圍繞著一心多用設計。想想看公司裡人人盯著筆電開會的場景，或讓父母一邊煮菜、一邊教小孩功課的開放式廚房，更別提有多少人家裡吃飯的桌子對準電視。

當我們被交派寫兩份報告，兩者都要在同一天交，多數人會先寫寫這篇、再寫寫那篇，然後又回頭寫第一篇。這種作法可能讓人誤以為效率很高，因為兩邊都在推進，但事實上，這樣工作的進展速度比一篇一篇完成慢太多了。如果你有兩天時間可以完成兩份報告，試試設定兩個期限、一天寫一篇，你會讓自己輕鬆很多。

要停止上述這類多工，對多數人來說不會太難，尤其在理解多工要付出什麼代價之後。比較困難的是，抵抗會造成我們一心多用的環境刺激。今日人們特別戒不掉的，也就是後面這類多工。

環境刺激如何誘使我們一心多用？電腦螢幕就是個好例子。大部分人桌面都顯示了一堆資料夾，讓你看見各種未完的案子與雜事，但老實說，多數資料夾久久才需要開一次。螢幕底部有條圖示列，展示所有可用的程式，在工作時不斷提醒你還能再多做什麼別的事。人們每天開工前，多半會照例打開電子信箱、瀏覽器、各種社群媒體網站、行事曆……每個程式都會在有新訊息時彈出聲光通知。不只這樣，大部分人桌上還會擺一支手機，有時甚至外加一本攤開的記事本。

對你而言，是否也有類似刺激，使你總是難以專心處理重要任務？你對這些刺激放任到何種程度？工作效率又因此打了多少折？我們現在已經太習慣三不五時被打擾，甚至好像這樣也無所謂了。不，當然有所謂。每當我們的注意力被一條訊息、一陣鬧鈴聲或一則新聞吸引走，就又要再耗費許多努力和能量，才可能回到專注投入的狀態。

技巧二：先獵象，再獵兔

處理重要任務時，最好能暫時切斷與外界的連線。別讓社群媒體、電話、電子郵件一再對你形成干擾。為了工作效率和你的大腦好，這絕對是比較明智的選擇。但在一切都繞著多工轉的社會裡，要實踐這點可能不容易。事實上，你必須讓與你共事的每個人都知道「你決定有時不受打擾」。你還得讓他們同意，你在專心處理工作的期間不會回電話或郵件。很遺憾，這在許多情境下是辦不到的。因此，我會建議人們採用另一種策略：排出優先順序。

當手邊有大量的工作，我們經常會為自己列張待辦事項清單，以確保不遺漏任何事，但這種策略的效果往往不如預期。待辦清單最大的問題，是無法區別大任務和小任務。將所有工作混在一起，會使大腦相信按什麼順序開始都可以。這時人會怎麼做呢？答案是：我們會自動從最小的任務著手。

這時你會以為自己辦事效率超高，或說，至少最初是這樣。你順利把手機清單上的一項項任務打勾或劃掉。到了小任務都做完時，有趣的就來了：剩下的大任務不僅得花更多時間，也要有更多心力和體力才能完成。但你已經沒什麼力氣了，結果八成會拖到別天再做。

人在天性上，強烈傾向選擇「快速回報」，我們討論自制力時（見〈別老想著棉花糖：自制的可貴〉）也曾看到這一點。因此，人幾乎不經思考，就會從最小的事情開始做。但這種策略容易導致自我耗盡或意志力耗盡（見「自制養成四原則」一節中的「原則四：避免自我耗盡」）。我們把精力都在小事上用光了，已經沒有力氣再自我控制，於是常常不顧後果決定拖延。

此外，人很不擅長估計每項任務需要做多久。我們總是低估「短任務」所需要的時間，又經常高估「長任務」需要的時間。

回覆電子郵件就是個典型的例子。很多人一早進辦公室，會先打開信箱檢查有沒有新信。是不是有點耳熟？其中幾封你可能會馬上回覆，而寫信一定會占去一段時間。如果你正趕著完成一件大任務，回信這類工作就會變成沉重的負擔，最終使你覺得被所有事情追著跑，好像沒一件事做得完。你想同時思考所有事，結果腦袋亂成一團。你覺得自己就像一個拋球的雜耍表演者，要兼顧那麼多球、不能讓球落地，壓力變得更大了。多工會導致人們對工作失去熱忱，原因就在這裡。

解決這種問題的可能方法，是將你一天的工作區分為「優先任務」和「小任務」，然後從優先的著手——先獵象，再獵兔。這個比喻，來自德州石油大亨布內．皮肯斯（Thomas Boone Pickens）說過的一句話：「獵大象的時候，別為了追兔子而分神。」遠方那些大象是你的優先目標，需要有計畫才能拿下。你能看見許多兔子在四周跳來跳去，一趟狩獵下來，無論想或不想，大概都會抓到不少。就像讓自己被時事話題的浪潮帶著走時，無論想或不想都會獲得某些資訊。

原則其實很簡單。不要制定待辦清單，每天開工前先花十分鐘，決定你的「今日大象」是什麼（或者至多三頭小象）。先定出為數不多的任務，有助於提升專注力。心流狀態最重要的條件之一，就是對自己的目標了然於心。

這種策略還有另一個好處，你能用「獵兔」來當作給自己的獎賞。當你解決了一頭大象，可以做幾件小任務來犒賞自己。檢查信箱、打幾通電話、整理文件……你可以把這些小事都排進同一時段裡。辛辛苦苦完成一件大事，獎賞只有這麼點，好像太寒酸了吧？但實際上，感覺起來完全不是這樣。如同我們先前提到的，每當你完成一件大任務，大腦就會釋放多巴胺，帶來快樂的感覺。這種愉悅狀態會讓收服幾隻兔子變成最愜意的一件事。

我所建議過採用這種策略的人，幾乎沒有人不滿意成效。他們發現自己的效率和產能都提升了，而且心情非常滿足愉快。這個技巧也確保他們會將最重要的任務，安排在能量最多的時候處理，通常是早晨。大部分人因此更容易進入心流。

你也能以週為單位，應用這種策略：將你本週一定要獵到的大象擺在第一順位。當然，優先順序可以視後續情況調整。雖然簡單的待辦清單不太管用，動態清單卻能幫上忙。你可以每天、每週或每隔一段長期，定出你這段時間的優先順序。但記得保持彈性，在狀況有變或急事出現時，調整你的清單。

為了防止「獵象」期間分心，有些人會在門上掛一塊牌子。一些熟悉這套觀念的公司裡，想專注於優先任務的人會貼出一張大象海報。其他搭配作法包括將電話關機、關掉信箱、戴起耳塞等。試著思考最容易影響你自己的是哪些事，並盡可能預防它們。

技巧三：打造無螢幕時光

我們不只上班時一心多用，下了班也繼續。在家裡，我們時常忙著一次處理多件事。還有個場景大家應該都不陌生，就是看見一對情侶對坐在餐廳，邊吃飯邊滑著各自的手機。把世界裝在口袋，不代表你一定要每五分鐘拿它出來看看，但這就是今天每個人都在做的事。

使用科技產品時，我們對人生這一刻的感受會淡一點，因此很難真正去享受當下。由於腦袋總是裝滿其他事，記憶無法長久。由於每次都順從誘惑去檢查有沒有新訊息，自制力漸漸變差，培養不出恆毅力。簡而言之，想同時做所有事，會使生命變得沒那麼有樂趣。

要讓人生再度充滿樂趣和滿足，我們需要在生活中加入一些「無螢幕時光」。這些時刻，你不會隨時被引誘去讀訊息或接電話，而是可以有意識地做一件事，也可以讓思緒自由徜徉。但有一個前提：要造就這樣的時光，你得先確保附近沒有手機或電腦螢幕會隨時亮起、呼喚你注意。

用單工對抗工作倦怠

多工危機不能全部歸咎於科技，企業對員工期待的改變，也促成了多工的盛行。現今很多職場期待員工首先要有彈性、多功能。第一章中，我們談到這些期望如何造成員工的「角色壓力」。越來越多人不知道該如何定位自己的角色和職能。有彈性、多功能的員工手上幾乎總是有好幾個案子，全都要同時處理。這類多工甚至會促成更多角色壓力，而如前所述，角色壓力是最容易導致工作倦怠的因子之一。

還有一個現象當然也非巧合，即景氣不好時，往往會爆發更多工作倦怠的案例。公司需要節省開支，包括縮減人力。於是，剩下的員工需要分擔一些額外工作，也許和他們的專長並無關係。像這樣的人事變動未必會造成問題。從最積極的角度想，這反而能替員工帶來新挑戰、激發創意與新的想法。事實上的確如此，前提是增加的任務不會迫使員工開始多工。

這種人事變動通常是逼不得已，因此主管幾乎從來不會將其視為良機。然而，一旦學會「單工」，任何員工（尤其是職能複雜者）都將從此擁有一項珍貴技能。理想上，主管交派一連串任務給員工時，最好能詳盡說明工作內容，明確說好各項任務需要何時進行，才請員工開始工作。約定不要同時處理、而是定期或輪流處理某幾個案子，也不失為可行的作法。

誰說高處不勝寒：以連結創造動力

促進合作，怎麼做？

「成功的人比較快樂，所以他們朋友多」是自古以來人們認為的真理。不過，無論在神經科學或心理學界，這個說法都逐漸受到懷疑。事實似乎更接近「朋友多的人比較快樂，所以他們更容易成功」這樣反過來的關係。

與他人的互動與連結，不僅攸關一個人心理的健康快樂，也攸關參與及投入的感受。然而長久以來，它的重要性都被低估了。雖然我們知道人脈很重要、合作有益處，但在企業、機關、組織中，到頭來好像還是人人為己。不過，就算職場裡大家都得靠自己，而且人們總是接受「高處不勝寒」，也改變不了我們彼此需要的事實。制定一個友善大腦的策略，一定得回應人們對於連結的原始需求，辦法包括促進互動與合作，以及提升主管們的溝通技巧。

對政府而言，國民彼此之間的連結，理所當然必須照顧。但與其說是為了投資國家的心智資本，不如說是為了減少孤獨及排斥引起的社會問題，例如自殺、激進主義、犯罪和心理疾病等。

教育界傳統上即重視合作與互動。這項策略近期添了一股新力，在我看來相當值得高興，那就是防制霸凌的措施。在心理學界，霸凌對兒童的影響廣為人知。校園霸凌者成年後的犯罪比例較高，但研究亦顯示，霸凌受害者可能長達四十年後，仍受到當年的人際及身心傷害影響。對班上霸凌保持沉默的族群，也較少能從心智資本中獲益。

雖然教育和公共事務領域在這方面仍有進步空間，但顯然，成長潛力最高的是企業界。目前多數企業用來促進同仁互動的方式只有寥寥幾種，例如團隊凝聚（team-building）活動。毫無疑問，這類活動有助於建立良好的工作氛圍。團隊凝聚活動也能在員工之間創造團結意識以及職場外的連結感，而這兩者對於預防工作倦怠皆很重要。不過，促進合作的方法不是只有這一種。

在我們提供的企業訓練課程中，我們通常會更進一步，以兩人一組或搭檔的方式讓學員練習。過程中，我們會請學員在某項任務上刻意合作；除了課堂上的合作以外，更主要的是長期合作。當職場裡的人們意識到合作是目標之一，不僅人與人之間會萌生連結感，人們對公司的連結感也會加深。可想而知，過程當中摩擦難免，但面對衝突能讓人獲得許多學習。

另一個作法，是設計有新意的團隊凝聚活動。舉例來說，可以每年舉辦一個「不設限提案日」，允許所有員工跳脫平時的思考框架，分組發想關於公司未來的好點子，一組提出一個計畫。最好的點子將被採用，在接下來一年中實施。也可以讓全體同仁一起挑戰一個運動目標，例如辦場公司馬拉松或壘球大賽。

僅是共同活動或工作變多，不一定能使人們互動變好。要建立更多連結，個人的心態經常需要很大的轉變。關於這點，我建議可以參考布芮尼·布朗（Brené Brown）的著作。布朗的《脆弱的力量》（*Daring Greatly*）一書極具影響力，該書中，她同樣主張我們需要一種不同於今的工作及生活方式。她認為，我們身處的社會迫使每個人戴上完美的假面。如果你想成功，似乎就得小心藏好自己的弱點。但布朗相信，我們必須擁抱迷惘和脆弱的力量，唯有如此，人們才可能真正與他人建立連結，長期看來將只會有好的影響。

當職場四代同堂

創造職場連結感有個特殊的困難之處，即跨世代合作。再過不久，我們的職場就要包含四代人了。「Z世代」（一九九五年後出生）即將加入勞動人口，「嬰兒潮世代」（一九六五年前出生）尚未退休，中間的「X世代」（一九六五至一九八〇年出生）、「Y世代」（一九八〇至一九九五年出生）也還在職場活躍。

到了二〇二五年，勞動人口將有四分之三是「Y世代」。同時，五十歲以上的勞動人口亦將持續成長。跨世代合作，是當今每間公司都在討論的熱門議題。不同世代的人們除了價值觀不同，能力也不一樣。各企業勢必需要跨世代管理，說白一點，就是要想辦法讓不同世代的員工互相合作。

最棘手的問題並非職場人口老化，而是我們如何面對多代同堂的職場。較年長的世代需要有開闊的胸襟，坦然接受年輕人在團隊協力上可能真的更進步了。年輕一輩更善於接納新點子、新變化，但也需要認識到年長一輩能為新點子貢獻的知識與經驗。一旦成員願意彼此對話，你的工作團隊就擁有比別人更好的機會。

這方面的重要原則，是「承認不平等」。每個人都有各自的強項和弱項。承認這件事，就能打造一個互補合作的基礎。老闆當然希望員工發揮所長，員工也會需要理解、尊重、借助各世代同事能帶來的力量。

友善大腦溝通法

「友善大腦」的職場溝通，指的是照顧到人們大腦接收和處理訊息的方式，讓員工不必燒腦揣摩在工作上到底該做什麼。其中關鍵概念包括：以身作則、明定目標、給予回饋。

任何積極的策略，都得從管理階層的積極態度開始。主管不僅須以言語說明對員工的期待，以行動展現或許更為重要。是故，一位主管自然會需要以身作則。

聽起來很理所當然，但我見過太多想投資員工心智的主管，偏偏就是在這點上出錯。許多高階主管習慣最後一個離開辦公室，而且從來不休息，即使他們告訴員工不該這麼做。這種言行不一是有影響的，會使員工接收到矛盾的訊息。假如你跟員工說「下了班就不必處理工作信件」，自己卻還是依然二十四小時收信回信，你的員工會搞不清楚你到底希望他們怎麼做。

另一個改善溝通的要素，是清楚設定目標。根據心流心理學家契克森米哈伊的看法，許多主管常犯一個錯：解釋了公司的大願景，卻忘了告訴職員他們各自的角色是什麼。然而，找到焦點、實現心流的一個重要前提，就是知道自己明確的目標。不知道自己究竟該做什麼的人，較容易產生角色壓力，提高工作倦怠的機率。如果今天你的團隊需要共同產出成果，記得務必給予每個人確切的目標，如此一來，團隊成員才能想像成果是什麼，並感到自己有出力的責任。也因此，啟動一個新計畫時，切記不要只介紹計畫願景，也要說明實際策略和具體方法。

友善大腦溝通法的第三個要素，是投注心力在回饋上。契克森米哈伊認為，即時得到回饋意見，對於產生投入和心流極其重要。相反地，如果缺乏回饋，人的動力會顯著降低，長期下來甚至可能導致工作倦怠。況且，上司若不給予下屬回饋，極少能真正取得想要的成果。

試著讓給予回饋成為同仁間的習慣，例如建立定期的回饋時間，最好一年多次。別只在事情進展不順時請大家給予意見，這樣的話，員工很快便會覺得犯錯才會聽見回饋，因此將回饋當作一件壞事。如果定下固定的回饋時間，並且記得也能提供正面意見，人們會逐漸更願意接受負面觀察。

站在個人的角度，重點是以開放的心聽取同事的回饋。接受批評有時很困難，但只要批評也是出於善意、有建設性，回饋就能成為你的寶貴資源。當你覺得並未或太少聽到回饋，你可以嘗試主動提起這件事。問問上司對你的表現有何看法，總是不會有什麼損失。

理想狀況下，回饋要即時，並且應用「建設性批評」的原則。好的回饋應該各方面都簡單、清楚、明白。避免含糊的用語。討論有待加強處時，舉出非常具體、確實可以操作的例子。千萬記得，也要強調有哪些優點。主管最需要避免的一件事，是說出模糊或情緒性、能做各種解讀的評語……比如「我很滿意啊，但你的能力不只這樣吧？」較好的回饋方式，是清楚指出你覺得哪裡值得欣賞、哪裡可以改善，以及怎麼改善。

非獎勵的回報方式

如果企業界能重拾簡單的溝通方式，再次透過言語和相符的行為來溝通，會很有助於培養心智韌性。今日，許多企業領導人選擇另一種溝通媒介——錢。哈佛商學院的兩位心理學家泰瑞莎・艾默伯（Teresa Amabile）和史帝文・克瑞默（Steven Kramer）曾做過一項研究。他們經由調查發現，九五％的執行長相信，人們工作主要是為了錢。然而，這兩位學者的研究顯示，事實正好相反。人們工作的主要動機不是錢，而是情緒，尤其是每天有一點點進步的感覺。此一現象被稱為「進步法則」（Progress Principle）。

錢其實不是那麼主要的動機。非但如此，還有不少研究發現，用金錢作為獎勵會造成反效果。動機心理學解釋了箇中原因。獎金和獎勵會弱化員工的內在動機（喜歡工作所以努力工作），取而代之的是外在動機（想要獎金所以努力工作）。而且只要發過一次獎勵，員工就會期待每次都有獎勵，只能變多、不能變少。商業領域暢銷作家丹尼爾．品克（Daniel Pink）甚至表示：「獎金越高，表現越差。」他認為，提供固定高薪的企業，更能培養出忠誠、擁有內在動機的員工；用各種獎金作為誘因，只會導致員工拼命求快，以便獲得績效獎金。

這些科學發現對於企業界有重大意義。在某些產業，獎金制度已經行之有年，我們有時會覺得好像很難改變。不過，企業還是能運用幾種方法，在不破壞內在動機的前提下，讓員工獲得努力的回報。

第一種方法，是盡量給員工自主權，並保留夠多事項讓人們自行決定。研究快樂的學者發現，擁有自主權的員工，最可能在職場感到快樂。在某些事情上讓員工自行決定，顯示主管願意將責任分配出去，這會在職場中創造出信任感。而以信任感為基礎，比起仰賴（不可靠的）獎勵，更能確保人們認真工作。此外，自主權較高時，人們會感覺完成的工作像自己的成就，因而從工作中獲得更多滿足感。

幾年前，阿拉斯加航空實際示範了此方法如何使用。該公司業績開始走下坡時，管理部門構思了一套新策略，其中員工的自主權扮演要角。地勤人員比以前擁有更多自由，可以自行判斷並設法解決旅客的問題，例如錯過班機或行李方面的疑難雜症。多數航空公司不太願意將這類權限授予員工，遇到類似問題，員工必須嚴守公司的標準處理流程。結果通常不甚理想，因為每個旅客的狀況都獨一無二，標準作法可能解決了甲旅客的問題，對乙旅客的問題卻是火上加油。這種狀況會使地勤人員感覺非常無力。他們可能瞭解旅客的需求，也想到了辦法，卻不能自己採取行動。阿拉斯加航空的實驗很成功，不僅員工心滿意足，該公司也獲得為旅客著想的好評，業績成長了不少。

第二個方法，是投資正面、具建設性的回饋。研究顯示，進步的感覺是人們工作的主要動力之一。持續給人們回饋，會使他們受到鼓勵，想再進步一點。

這項發現不只攸關企業經營，對於教育領域也有深遠含義。美國作家艾菲・柯恩（Alfie Kohn）認為，「做這個，我就給你那個」是有史以來危害教育界和教育學最深的句子之一。此外，人們也鼓勵教師盡可能「用獎勵取代懲罰」。確實，懲罰似乎比獎勵還有害於動機，但在校園和辦公室裡，獎勵也幾乎沒有半點好處。

不只教師，許多家長也毫無顧忌地用獎品鼓勵孩子讀書。一項針對法蘭德斯地區（Flemish）學生的調查就顯示，當孩子帶回一張漂亮的成績單，有八成的家長會送孩子禮物。同一項調查也發現，似乎只有四分之一的學生會因為父母答應給獎品而更用功。真的因此更努力的學生，也僅是為了換取獎品，並非出於內在動機。

因為投入，才有動力

處理人事的一個關鍵，是如何讓人動起來。人想配合群體行動時，會積極調整自己的行動。換句話說，當我們的行動吸引學生、員工或國民投入，他們就會主動調整自己來配合。

本書第二部曾指出，人控制自己行為的能力，主要取決於四條原則：相信延遲享樂、找到內在動機、主動轉移焦點、避免自我耗盡。想讓人們動起來，也必須注意此四者。

產生投入的條件，是在這四件事情上，讓灌注的資源多於需要消耗的資源。研究投入的專家巴克教授，舉出了吸引員工投入、增加動力的五個方法：提供挑戰、確保擁有人際支持、給予回饋、確保可以發揮多樣技能，以及給予成長及發展的機會。當然，每項資源也不能超過適量。例如，挑戰只在明確、可行、找得到足夠支援的時候能增加動力。如果你面對大量工作，很清楚自己根本不可能獨力完成，你只會覺得毫無動力。但若你知道可以仰仗同事的專業，成功完成某件極具挑戰性的任務，面對大量工作的感覺會截然不同。任務和技能的多樣程度，也同樣必須適中。當工作需要結合多種能力，員工通常會比較滿足，因為上班不是整天一成不變。然而，若必須同時應付的事情太五花八門，員工就可能產生角色壓力，或開始多工。此外，一如往常，避免自我耗盡為一大前提。過多工作接連不斷，會使人自制力變弱，連帶削弱動力。

心流如何攸關投入與動力

契克森米哈伊研究人的心理時，除了投入，還關注另一件事——心流。這種全神貫注的正向狀態下，我們的大腦會發揮最佳效能。投入是達到心流狀態的重要門檻之一，而產生投入與產生心流的環境類似。契克森米哈伊指出，產生心流的條件有三。

首先是要擁有明確、可實現的目標。這密切關係到培養自制的第一原則：相信延遲享樂。無論如何，巴克和契克森米哈伊都認為，不僅主要目標須明確（例如取得某個文憑），中間的小目標（學會各科目）也須明確，並且要清楚知道自己需要符合哪些要求。

第二項條件顯然與此有關：要能得到回饋意見。除了傳統上對下的回饋，現今許多公司也開始運用所謂的「三百六十度回饋」，即無論職位，所有同仁都能互相評估的機制。此作法不僅能增加員工動力，還能增加責任感。另一個要點是，這些活動必須在專業、有建設性、讓人安心的氛圍下進行；如果擔心後果，人們就無法誠實給予回饋。

進入心流狀態的第三項條件，是挑戰性。這不只代表工作要有一定難度，更代表員工會覺得做這件事是在挑戰自己，而非應付規定。這點也涉及自主權和選擇權的重要，兩者都是影響工作滿足感及幸福感的關鍵因素。

解放大腦：強化心智的策略

真正積極的用腦策略

小小改變周圍的環境，可以大大影響我們的韌性。但如果真的想強化心智，只是採取「比較友善大腦」的策略是不夠的，我們必須制定真正積極的用腦策略。企業和學校當然不在話下，但我認為政府也可以有所作為。

目前在任何層級，都還未見有人研議這樣的策略。儘管比利時在內的許多政府已開始採取行動、嘗試對抗工作倦怠等壓力相關疾病的浪潮，但這些行動皆未超過個人推動的試探性政策。各黨政見中，心智健康都不是優先事項。工作倦怠被正式承認為疾病，算是往正確方向邁出了第一步，但若沒有政策支持，這一小步的影響將非常有限。

然而，大腦確實值得我們多關注一點。心理學和神經學提供的知識，使我們比以往都更瞭解要關注哪些地方，才能將大腦調整至最佳狀態、發揮出最強的認知功能。關於神經可塑性——大腦結構改變的能力——研究仍在進行當中，但已經讓我們知道幾件事。我們知道不僅兒童，成人也能透過訓練及開發，大幅提升心智功能，因而變得更快樂、更專心、更有自制力。看來極有可能，性格和智力以後會漸漸被視為技能，而非天生的特質。

所謂積極的用腦策略，意思就是灌注資源、開發人們上述能力的策略。可以採取的途徑不只一條，但都必須從建立認識開始。當人們認識到保持大腦健康運作的重要，許多事都能防患於未然，而這也能鼓勵人們自己接手，為自己尋找強化心智的方法。同時，積極的用腦策略可以消除門檻，讓更多人得以利用現有的心智訓練資源，或直接提供人們此類訓練。

建立認識

一九九〇年代以來，大眾對於心智與大腦的興趣越來越濃，但在許多地方，心智健康始終還是禁忌話題。真正想投資用腦策略的組織或企業，首先得讓人們認識到心智韌性的重要。只有每個人都參與其中，策略才可能成功。

雖說政府在帶頭推動這件事上顯然有一份責任，但企業同樣可以扮演促進社會進步的角色，為員工宣導心智健康的知識。全球四大會計師事務所（Big Four）——勤業眾信（Deloitte）、安永（EY）、畢馬威（KPMG）、資誠（PwC）——已經邁出重要的一步。四大之中，勤業眾信率先發展了促進韌性的計畫。該公司資深合夥人約翰・賓斯（John Binns）在二〇〇七年經歷憂鬱症後，成為英國勤業眾信的「心智健康推廣計畫」負責人，推出由上而下的宣導活動。資誠從幾年前開始，提供預防工作倦怠的課程，讓員工能自由報名參加。畢馬威與員工約定了「心智健康憲章」。安永近年正在研擬「心智健康夥伴」制度，欲建立一個非正式的網絡，讓員工遭遇心理困擾時能尋求協助。當然，這些大企業還有很長的路要走，畢竟他們擁有幾十萬名員工，而且屬於工作倦怠發生率極高的產業。但令我特別樂觀的是，除了四大，也明顯可見有其他企業開始積極宣導心智健康。太多企業用一種消極的方式宣導，彷彿是為在預防某種疾病，但預防（避免問題發生）一定得配合準備（即使問題發生也有能力應對）。而且，將重點放在心智和腦力健康，對於成功、快樂、投入的好處，往往能讓人們的興趣益發濃厚。

建立認識不一定要透過課程或宣導活動，樹立榜樣也能產生很大的效果。企業領導人、人資經理、其他主管以及教師都能為此出一份力。安永的執行董事比爾・史列格（Bill Schlegel）就是一個例子，他在妻子自殺離世後，將心智健康議題搬上檯面，成為他公司裡可以討論的話題。又比如赫芬頓敢於逆流而行，改革了她公司的人事方針。他們都是值得看齊的先驅。

除了發聲呼籲外，主管另一方面的榜樣功能甚至更為關鍵。掃樓梯的時候，一定是由上往下掃比較輕鬆。如同前面提過的，主管對員工的影響，以身作則經常比說什麼話重要。一個鼓勵員工回到家就好好休息的主管，不該自己老是清晨五點寄信給員工。

認識心智韌性的重要，在教育界也是當務之急。一項又一項研究證明，成功的要素——亦即決定學生未來的因素——不是智力或知識，而是毅力、專注和樂觀。因此，我們的教育不能不提供發展這些特質的空間。一些重量級人物也已在呼籲，針對這方面進行徹底的教育改革。

此議題最知名的提倡者之一，是二〇〇〇年獲得諾貝爾獎的美國經濟學家赫克曼。赫克曼試圖透過著作及演講向世界說明，今日的教育體制過度強調測量智力與知識，他認為這是一個錯誤，教育真正的重點應該放在培養自制力。李卡德也說：「快樂是一種能力，情緒平衡是一種能力，同情和無私也都是能力。就像人的所有能力，這些需要經由教育來學習。」作家保羅．塔夫（Paul Tough）在《孩子如何成功》（*How Children Succeed*）一書中提到，他認為是時候將「認知假說」（cognitive hypothesis，即成功是智力與知識的結果），換成「性格假說」（character hypothesis，即成功的關鍵在於恆毅力及好奇心）了。

心智教育

強化孩子的心智，攸關他們能如何在人生中「起步」，不僅影響著學校表現、工作機會、將來收入，也影響著心理的健康幸福。從兒童時期起培養強韌的心智，能有效降低人們發生心理疾病的機率。人們未來出現行為問題的機率也會降低，連帶減少犯罪的可能和衍生的醫療開銷。一言以蔽之，投資兒童及青少年的心智韌性，對個人及社會都很有益。

大腦訓練正逐漸應用到教育界。在美國，研究者讓弱勢社區的孩子接受大腦訓練，結果顯示效果良好。受過訓練的孩子在大學入學考試中，成績確實比相同社區、接受安慰劑訓練的對照組更好了。

教育課綱裡若加入一堂「心智課」，我相信大有可為。除了採取措施，讓課堂、教學方式、教學內容都更友善大腦，我們也應該讓孩子早日養成未來必需的韌性。既有鍛鍊身體的體育課，何不加入鍛鍊大腦的心智課呢？無論是大腦的認知功能或自制力、恆毅力等特質，只要經過短暫的認識和訓練，就足以產生可觀的效果。一項加拿大研究顯示，國小學童參加覺察課程後，不僅社會情緒（social-emotional）能力進步，數學成績也變好了。而展望長期，我們將會栽培出更有韌性、在壓力面前更有心智彈性的新世代。

另外，賓州大學韌性課程（Penn Resiliency Program）也獲得不少成果。這是一套名符其實投資韌性的課程，由賓州大學的心理學家團隊所設計。課程目標是強化兒童的韌性、樂觀、調適能力及問題解決能力，一來提升心理健康，二來改善行為、出席率及學業能力。學者已在許多國家測試了這套課程的有效性。目前在荷蘭，首批研究的結果正開始公布。其中一項結果發現，研究開始時憂鬱指數偏高的青少女，在結束課程後症狀都改善了。

最後要提到理查・戴維森教授，就是請僧人李卡德躺在磁振造影儀裡冥想的那位學者，他的研究團隊近期發表了新的研究結果。戴維森的團隊設計了一套為期十二週的「親切課」，讓四至五歲的幼兒參加，內容包括讓小孩注意自己和他人的練習活動。小孩經過這些把注意力拉回當下的練習後，變得更能克制情緒、更專心、待他人更好。還不只這樣，他們的學業能力分數也顯著提高了。這些幼兒更懂得「延遲享樂」（見自制養成原則一），而這是人生成功的預測指標之一。

儘管研究結果揭露了這麼多成效，回到校園裡，卻幾乎看不到任何行動。可取得的訓練課程越來越多樣化，但許多學校仍然遲遲不願使用。當然，這需要一定的投資，而且許多心智課程的長期效果仍屬未知。不過我個人認為，我們應該把握機會，放大規模進行屬於我們的棉花糖實驗。這將是一場能在多層面創造收穫的投資。已出爐的實驗成果告訴我們，當兒童擁有強化心智的機會，他們長大後參與犯罪的機率較低、身心健康較佳、應付壓力的能力較好、在工作和生活中都更堅強。依我之見，光是這些結果就顯示了，這真的是樁非常划算的投資。

消除門檻

促進人們認識當前腦內危機的挑戰，並強調已經擁有哪些選項，將可以創造出一個允許人們為此投資的環境。自一九九〇年代以來，成千上萬人借助心理治療，解決了遭遇的心理問題，但還是有許多人覺得正向心理學是一門難以實用的學問。

我相信政府在這方面也能承擔積極的角色，設法移除利用這些資源的經濟門檻。例如提供「心智韌性健康檢查」，讓大眾有機會參加某些課程或培訓，增進心智健康，連帶也增進身體健康。人們會發現某些心智訓練課程（例如正念）的效果，明顯比依賴藥物更好。政府亦可提供優惠辦法，鼓勵企業或組織制定心智健康相關的「員工協助方案」（Employee Assistance Program，即提供員工諮詢輔導管道的一套具體計畫），或在整個組織內實施對抗工作倦怠的策略。

培養強韌心智，對企業至關重要。企業如今也能尋求專業協助，分析公司內的壓力風險，藉以瞭解如何增進心智韌性。像我們顧問公司的作法，是透過線上工具測試員工的壓力和投入程度，經過分析後，就能評估該職場最脆弱的是哪些地方。舉個例子，我們曾在某家大企業發現，負面壓力主要來自不同世代間的衝突。一旦瞭解這件事，就有機會為類似衝突作準備，並趕在問題加劇前作出調整。

在另一家企業，壓力累積的原因似乎是干擾太多，使員工感到無法專心完成單一工作。為了解決此問題，不少部門安排了固定的「獵象時間」。員工這段期間能不受打擾，專心解決自己的優先任務。

如果企業希望更進一步，不只採取一次性的行動，還要發展出可持續的心智強化策略，那麼制定一套員工協助方案就是很合理的下個步驟。許多時候，光是推出這類方案，就已經會帶來療癒效果。畢竟這顯示了公司對員工的重視，也讓員工知道能取得外部的諮詢輔導服務。設計這樣的方案，量身定做很重要，實際細節一定要根據公司員工特有的需求來調整。這些方案的核心是培養心智韌性。若能讓員工認識到「大腦是可以透過鍛鍊強化的」，並提供增進自制力、壓力管理能力、投入、腦力的訓練課程，你的企業就會擁有別人沒有的優勢。

想讓內心更強大，就不能不關注大腦。唯有將大腦調整至最佳狀態，才能發揮出心智的全部實力。基於這個道理，我們能透過電腦化訓練讓工作記憶做「伸展練習」，來增進自制力和注意力持續時間，而隨著兩者改善，日常的壓力感受亦會減輕。如同前面章節提過的，僅僅五週的訓練課程就足以讓大腦內部產生明顯變化。如今，也有越來越多公司注意到鍛鍊心智的附加價值。舉例來說，正念練習能增加員工的自我意識，經常有助於團隊精神的建立。

結語

化危機為轉機

墨西哥恐慌

二〇〇九年三月，墨西哥城爆發流感。當地醫護人員立刻發現，這次的流感病毒不太尋常，感染的年輕人明顯比一般流感多。警訊發出後不久，一些醫生已在懷疑的事被證實。這是一種新的流感病毒——H1N1新型流感。

墨西哥火速實施了嚴格的管控措施。學校、博物館、圖書館等公共場所關閉，政府宣布疫情進入緊急狀態，墨西哥城準備全面停止大眾運輸營運。與此同時，病毒已蔓延至其他國家。不到一個月，美國和歐洲都開始出現確診案例，各國相繼祭出嚴格的防疫手段。

荷蘭感染新型流感的首例，是和家人到墨西哥探親的一名幼童。在飛機上靠近這名孩童的旅客和機組人員，都被相關單位聯繫，並接受了預防治療。不少國家（從黎巴嫩到亞塞拜然）要求患者進行隔離。埃及政府下令立即撲殺國內所有豬隻。六月，世界衛生組織宣布H1N1疫情即刻起進入「全球大流行」的等級。世界一片譁然。上一次「全球大流行」這個字被用上，還是一九八〇年代愛滋病出現的時候，當時愛滋病在全世界奪走超過兩千萬人的生命。現在，全球面臨墨西哥發現的「豬流感」新病毒威脅了。

二〇〇九年底，專家首次統計了疫情的規模，推估全世界約有一萬五千人死於H1N1新型流感。作為對照，每年死於一般流感的人數，大約為二十五萬至五十萬人。

這似乎雷聲大、雨點小的結果，在許多國家掀起熱議。人們質疑媒體和政府的驚嚇策略，是否助長了不必要的恐慌。但世界衛生組織回應，正由於這樣的態度，疫情才能控制得如此之好。病毒還沒有機會肆虐，就被遏止了。如果這場大傳染病告訴我們任何事，那就是我們的醫療體系夠有韌性、我們的醫院夠堅強，沒有被這麼罕見的全球流行病擊垮。

高可靠度組織HRO

為了在災難發生時有能力因應，我們的醫院預先投注多年時間準備，將自身打造為「高可靠度組織」（High Reliability Organizations，簡稱HRO）。HRO是指經過測試，即使災難爆發也能正常運作的可靠組織。從順利撲滅森林大火的消防隊，到成功挺過金融風暴的企業組織，都可以算在內。

但即使不是醫療或消防單位，小小的個人也能以成為HRO為目標。韌性組織和韌性個人有許多相似之處。身為個人，我們在生命中某些時刻，也無可避免會遭遇考驗我們韌性的變故。

密西根大學學者卡爾・韋克（Karl Weick）的研究指出，無論面對的挑戰多麼迥異，所有HRO回應危機的方式，都具有幾項共同特徵。

首先，他們並不認為自己一定會成功，甚至已設想到失敗的可能。第二項特徵與此有關——HRO總是會向專家求助，相較於自己的判斷，他們更信任外部專家的判斷。其三，HRO會單獨檢視每次狀況，根據實際條件及特點尋找解決辦法，也始終意識到狀況的複雜，保持開放的態度。最後一項特徵，是HRO擁有其他組織所無的韌性。

好消息是，任何個人或組織只要有心，都能成為HRO。主要關鍵在於做出正確的投資——投資那些協助我們從逆境中站起來的特質。以下就讓我用一個實際案例，試著解釋得詳細一點。

某天，我接到一位客戶的來電。打來的卡斯柏是一家荷蘭公司的執行長，前一年，我們為該企業設計了韌性計畫，但他這次想詢問的是一件私事。他心情十分沮喪，因為芝加哥的高層主管們約他過去面談，進公司這麼多年，這還是頭一遭。卡斯柏知道，去年有個在德國當執行長的同事也被找去芝加哥，隨後就遭到解聘，他深怕自己也要被炒魷魚了。

步驟一：解讀

就像許多人，卡斯柏遇到這種處境的第一反應，是開始檢討自己做錯了什麼，才導致這種局面。電話中，我向他指出，思考這些無法協助他解決問題，現在離會面還有一個月，他可以採取其他更有效的行動。因此，第一個步驟，是改變他對這場面談的心態。

我當然也可以安慰他說「一定沒事的」或「應該沒那麼嚴重吧」，但我選擇建議他採取HRO會使用的策略：為最壞的情況做好準備。假如結果沒事，他只會更開心而已。我們在第一部曾看到，研究顯示「比預期好」是快樂的重要因素。

其他研究也告訴我們，只要保持樂觀的視角，先做最壞的打算並無害處。假使卡斯柏真的被解雇，憑著他的履歷，不是很有機會迅速找到下一份、甚至更好的工作嗎？逐漸地，卡斯柏適應了自己也許會離開公司的想法，同時也越來越少擔心這件事。不過，他還是決定盡量把握與主管們面談的機會，讓這次經驗成為日後的養分。

前面我們也曾談及，這種務實的樂觀，是有韌性的人們獨有的特質。他們對處境的評估可能和悲觀的人完全相同，但面對相同的事實，他們的解讀會比較正面。他們真的能在每場危機中看見轉機。要讓自己從悲觀變成樂觀，也許需要經過一番努力，但樂觀確實是可以培養的。自制力對此非常關鍵。試著主動控制你對現況或前景的負面解讀、設法轉化它們，你就往正確方向踏出了第一步。

卡斯柏對那場面談的恐懼，其實很類似人們對當前工作倦怠與壓力疾病危機的恐懼。太多企業主管將這些疾病的流行解讀為一件壞事。發生這些案例，自然需要嚴肅看待，況且他們已經為此損失大筆金錢。但我也注意到，許多人一直停留在爭論誰該負責，而這終究無法協助我們解決問題。我們可以選擇拋開不滿、共同負責，主動將危機化為轉機。

壓力和工作倦怠帶來的難關，也可以正面解讀。它可以視為一次絕佳機會。是解決問題的佳機，也是成長的佳機。聰明投資心智資本，不僅能帶我們走出負債，更能創造可觀的潛在效益。現在這場危機對企業而言，也是開始耕耘心智財富的獨特契機。

步驟二：釐清

卡斯柏和我決定設想最壞的狀況，但爭取最好的狀況。為此，具體釐清危機相當重要。人在壓力下，很容易對自己的處境做出不符現實的評估。於此步驟中，我們也要試著察覺自己無意識的想法。那場會談在卡斯柏的想像中，已經擴大成好幾個小時的可怕問題轟炸，場景裡的他坐在一排冷冰冰的審判者面前，結結巴巴地說不出話。

這種經驗很多人可能都有過。研究證實，人們預想尚未發生的狀況時，幾乎一定會想得太誇張。好事如此（只要我拿到這次升遷，就什麼問題都沒了），壞事亦然（要是另一半離開我，我這輩子再也不會快樂了）。

卡斯柏沒有放任想像力天馬行空，而是和我一起討論實際知道的事。我們發現，足以推斷他會被開除的事實其實很少。他收到的通知可能很少見，但調性沒有他想的那麼負面。接著，我們推敲了面談會有哪些人參加、在哪裡舉行、會進行多久。我們運用視覺化的技巧，協助卡斯柏詳細想像可能發生的狀況。

這一次，卡斯柏對他的危機做出了很準確的評估。當然不是每個案例皆如此，但人們比我們想像的更擅長評估這些事。就像一位專業運動員通常相當清楚練習時哪些肌肉容易受傷、一位主管知道該產業有哪些特殊風險、一位部長知道該領域有哪些特別弱點，在心智健康方面，多數成人也能很快找到自己的強項和弱點。

我們每個人都有能力找出潛在的問題。不過對大部分人而言，得到一些協助可能更好。旁觀者清，他人或組織外部的人通常更能看清我們的優缺點。這也是擁有良好人際關係有助於強化韌性的原因之一。

在HRO的概念下，這叫「尋求外部資源協助」。一般企業為了增加財務韌性，會聘請外部稽核人員，但卻往往忘了風險最高的領域——員工的心智韌性——也可能有向外求助的必要。就以我自己的顧問公司為例，我們能協助企業為員工進行篩檢，瞭解哪些部門或團隊最可能發生工作倦怠或壓力疾病。這種預防措施不是萬無一失，但能讓企業在問題真正發生時，有更充裕的反應時間。

步驟三：保持開放

一旦釐清即將面臨的處境，我們就能針對各種情境沙盤推演，為每種可能繪畫心智圖作為輔助。主管們會問什麼問題？他們可能提出哪些批評？如果某人說出這句話或做出這件事，卡斯柏可以如何應對？我們連最不可能的情境都逐一討論，直到卡斯柏真正做好萬全準備。

之所以這樣練習，主要目的倒不是窮盡所有可能性，而是對新可能性保持開放態度。人會很自然地傾向只用自己的觀點看事情，因此經常無法跳脫自己慣用的解決手段。而韌性的一環，就是學習站在別人的立場思考，嘗試用不同思維解決問題。

這樣推演過後，卡斯柏不僅態度更開放了，而且信心大增。如果這麼多情境他都能應對，就算再多一種，應該也難不倒他。我還告訴他，所有這些情境中，他都能採取主動，將面談帶往比較有利於他的方向。每次我們討論時，總會回到這個練習，思考還有沒有未曾想過的情境與因應辦法。最後，這種思考新可能的練習已成為卡斯柏的習慣。先前我們也看到，當一件事成為習慣，進行時就有機會進入心流狀態。

人雖然不能預測未來，卻能練習面對突發狀況。若是時常主動尋找新挑戰，不但會對挑戰過的種種事物更瞭解，還會逐漸成為應對挑戰的行家。旅行能豐富人生，原因之一也在於此。到遠方旅行回來，看過的景色或許會隨時間淡忘，面對陌生環境、新奇人群的經驗卻永遠都不會消失。

這個道理在企業界也為人熟知。有韌性的企業，總是會允許員工踏出舒適圈、尋找新體驗，甚至是與工作無關的體驗。最出名的例子是Google。幾年前開始，他們推出了「百分之二十計畫」，讓員工可以投資五分之一的上班時間在與職務無關的計畫上。

培養跳脫框架的思考習慣，除了增加韌性，還能提升創意和效率。工作上有新挑戰和自由感，是產生投入的重要條件。

步驟四：做好心智準備

我們沙盤推演的同時，也投注了不少時間討論卡斯柏內在的狀態。面對這場前景不明朗的挑戰，卡斯柏理所當然會在某些時刻產生抗拒感。特別難受的時候，我們會用主動轉移焦點的方式，協助他保持自制力。我也會提醒卡斯柏，別在大日子來到之前把氣力耗盡。每天進行一點小練習，好過臨時抱佛腳練習過度。如同第二部所述，要保持自制力，就要避免用太多讚美之類的獎勵作為誘因。透過這些辦法，卡斯柏能讓自己心無旁騖，持續專注於他的最終目標。

卡斯柏平時也有思緒亂飄的問題。因此，我建議他在面談前這個月，盡最大努力注意自己的身體狀態。要重視飲食健康、每週至少運動一次或散步多次，最重要的是維持睡眠充足。很多人在重要關頭前，會做出恰好相反的行為——開始飲食失衡、沒空運動、忘了放鬆或犧牲睡眠。從大腦的角度看，這恐怕是最不利的策略。想要以良好的心智狀態迎接挑戰，不只需要動手練習，也需要遵守基本的大腦保健原則。

卡斯柏已經對他的目標十分專注，因此他的例子裡，不太需要再提升專注力。不過，我們關注了其他幾點，包括培養樂觀心態、透過自制力保持前進的步伐、練習運用意識等。可想而知，這些對他與主管的面談以及更長遠的未來，都將會有幫助。

面對危機，我們所能採取的最重要步驟，莫過於增加長期的心智韌性。這個準備環節裡，藏著創傷後成長的關鍵，決定了一個人究竟能否在風雨過後更茁壯。誠然，人們開始鍛鍊心智韌性，多半都是因為有某種危機爆發，但這未必是一件壞事。嚴重的威脅可能使人更有毅力鍛鍊自己。一場危機也可能讓人迅速看出投資心智的成效，進而繼續投資下去。

卡斯柏的例子就是如此。由於他準備得如此周全，芝加哥的面談遠比想像中順利。雖然會談開始時，主管們確實拋出了一些疑慮，但討論於良好的氣氛下結束，結果對公司和卡斯柏可謂雙贏。有幾位沒見過他的主管留下了極深的印象，甚至從此開始在重要決策上徵詢他的意見。就這樣，卡斯柏將負面處境，轉化成為正面的職涯轉捩點之一。

那場危機沒有削弱卡斯柏，他反而因此更強壯了。他現在比從前更有效率、更強健、更專心。卡斯柏現在稱得上HRO了。而只要我們願意，每個人都有成為HRO的潛力。只要我們開始行動、投資心智韌性，不僅不必在這場腦內危機中覆滅，還可能逆勢成長。且讓我們把握此時此刻，一起為一個心智更強韌的世界投注努力。

參考文獻

第一部：擺脫腦內危機

一位工作倦怠者的側寫

Kelly McGonigal (2015). *The upside of stress: Why stress is good for you and how to get good at it.* New York: Avery/Penguin.

韌性，或「落後奮發定律」

Jan Romein (1935). "De dialectiek van de vooruitgang." *Forum*, 4.

Steven Joseph (2011). *What doesn't kill us: The new psychology of posttraumatic growth.* New York: Basic Books.

Arnold Bakker & Michael Leiter (2011). *Work engagement: A handbook of essential theory and research.* New

York: Psychology Press.

Mihalyi Csikszentmihalyi (1990). *Flow: The psychology of optimal experience*. New York: Harper and Row.

Abraham Maslow (1943). "A theory of human motivation." *Psychological Review*, 50, pp. 370-396.

第二部：培養你的韌性

別老想著棉花糖：自制的可貴

A. L. Duckworth, C. Peterson, M. D. Matthews & D. Kelly (2007). "Grit: Perseverance and passion for longterm goals." *Journal of Personality and Social Psychology*, 92, pp. 1087-1101.

W. Mischel, Y. Shoda, & M. L. Rodriguez (1989). "Delay of gratification in children." *Science*, 244, pp. 933-938.

Amy Chua (2011). *Battle Hymn of the Tiger Mother*. New York: Penguin Books.

Daniel Wegner (1989). *White bears and other unwanted thoughts: Suppression, obsession, and the psychology of mental control*. New York: Viking/Penguin.

Roy Baumeister & John Tierney (2011). *Willpower: Rediscovering the greatest human strength*. New York: Penguin Books.

泡澡的阿基米德：善用意識與無意識

Bernard Baars (1988). *A cognitive theory of consciousness*. New York: Cambridge University Press.

M. A. Killingsworth & D. T. Gilbert (2010). "A wandering mind is an unhappy mind." *Science*, 330, p. 932.

W. Hasenkamp, C. D. Wilson-Mendenhall, E. Duncan & L. W. Barsalou (2012). "Mind wandering and attention during focused meditation: a fine-grained temporal analysis of fluctuating cognitive states." *Neuroimage*, 59, pp. 750-760.

Perla Kaliman, María Jesús Álvarez-López, Marta Cosín-Tomás, Melissa A. Rosenkranz, Antoine Lutz, & Richard J. Davidson (2014). "Rapid changes in histone deacetylases and inflammatory gene expression in expert meditators." *Psychoneuroendocrinology*, 40, pp. 96-107.

記憶遊戲必勝法：專注的重要

Thomas H. Davenport & John C. Goldhaber (2001). *The attention economy: Understanding the new currency of business*. Boston: Harvard Business Review Press.

Daniel Goleman (2013). *Focus: The hidden driver of excellence*. New York: Harper Collins.

George A. Miller (1956). "The magical number seven, plus or minus two: Some limits on our capacity for processing information." *Psychological Review*, 63, pp. 81-97.

Torkel Klingberg, Hans Forssberg & Helena Westerberg (2002)."Training of Working Memory in Children with ADHD." *Journal of Clinical and Experimental Neuropsychology*, 24, pp. 781-791.

Fiona McNab, Andrea Varrone, Lars Farde, Aurelija Jucaite, Paulina Bystritsky, Hans Forssberg & Torkel Klingberg (2009). "Changes in cortical dopamine D1 receptor binding associated with cognitive training." *Science*, 323, pp. 800-802.

成功快樂的解答：樂觀的力量

Barbara Ehrenreich (2010). *Smile or die: How positive thinking fooled America and the world*. London: Granta.

Martin Seligman (2011). *Flourish: A visionary new understanding of happiness and well-being*. New York: Atria Books.

Barbara Fredrickson (2009). *Positivity: Top-notch research reveals the upward spiral that will change your life*. New York: Crown.

第三部：尋找更好的用腦策略

四七%法則：投資專注時間與恍神時間

Andrew P. Knight & Markus Baer (2014). "Get up, stand up. The effects of a non-sedentary workspace on information elaboration and group performance." *Social Psychological and Personality Science*,5,pp.910-917.

Arianna Huffington (2014). *Thrive: The third metric to redefining success and creating a life of well-being, wisdom, and wonder*. New York: Harmony Books.

隔間魔術：在無垠時代選擇專注

Theo Compernolle (2014). *Brain Chains*. Tielt: Lannoo.

Tom DeMarco & Timothy Lister (1987). *Peopleware: Productive Projects and Teams*. New York: Dorset House.

Sandra Bond Chapman & Shelly Kirkland (2014). *Make your brain smarter: Increase your brain's creativity, energy, and focus*. New York: Simon and Schuster.

Eyal Ophir, Clifford Nass & Anthony Wagner (2009). "Cognitive control in media multitaskers." *Proceedings of the National Academy of Sciences*, 106, pp. 15583-15587.

Kep Kee Loh and Ryota Kanai (2014).“High media multi-tasking is associated with smaller gray-matter density in the anterior cingulate cortex.” *PLOS ONE*, 9, pp. 1-7.

誰說高處不勝寒：以連結創造動力

Brené Brown (2011). *Daring Greatly: How the courage to be vulnerable transforms the way we live, love, parent, and lead*. New York: Gotham/Penguin Group.

Teresa Amabile & Steven Kramer (2011). *The Progress Principle: Using Small Wins to Ignite Joy, Engagement, and Creativity at Work*. Boston: Harvard Business Review Press.

Daniel H. Pink (2009). *Drive: The surprising truth about what motivates us*. New York: Riverhead/Penguin Group.

解放大腦：強化心智的策略

James J. Heckman (2013). *Giving kids a fair chance*. Cambridge, Massachusetts: Boston Review Groups/ MIT Press.

Paul Tough (2013). *How children succeed: Grit, curiosity, and the hidden power of character*. Boston: Houghton Mifflin Harcourt.

Jelle Jolles (2011). *Ellis en het verbreinen*. Amsterdam: Neuropsych Publishers.

Maarten Vansteenkiste & Bart Soenens (2013). *Vitamines van groei – Over de motiverende rol van ouders in de opvoeding*. Ghent: Academia Press.

Lisa Flook, Simon B. Goldberg, Laura Pinger & Richard J. Davidson (2015). "Promoting prosocial behavior and self-regulatory skills in preschool children through a mindfulness-based kindness curriculum." *Developmental Psychology*, 51, pp. 44-51.

結語：化危機為轉機

Karl E. Weick & Kathleen M. Sutcliffe (2007). *Managing the unexpected: Resilient performance in an age of uncertainty*. Hoboken: John Wiley & Sons.

中英名詞對照表

※ 依首字筆畫排序

J・K・羅琳 J. K. Rowling
工作－生活平衡 work-life balance
工作倦怠 burnout
工作記憶 working memory
工作塑造者 job crafters
丹尼爾・吉爾伯特 Daniel Gilbert
丹尼爾・品克 Daniel Pink
丹尼爾・高曼 Daniel Goleman
丹尼爾・魏格納 Daniel Wegner
內在動機 intrinsic motivation
內在專注 inner focus
分心 distraction
友善大腦溝通法 Brain-Friendly Communication
心流 flow
心智彈性 mental flexibility
牛頓 Isaac Newton
卡斯博・楊森 Kasper Janssen
卡爾・韋克 Karl Weick
卡爾・奧布雷希特 Karl Albrecht
史帝文・克瑞默 Steven Kramer
史蒂芬・約瑟夫 Stephen Joseph
史蒂芬・霍金 Stephen Hawking
外向 extraversion
外在動機 external motivation
失智症 dementia
布內・皮肯斯 Thomas Boone Pickens
布芮尼・布朗 Brené Brown
弗林效應 Flynn Effect
弗雷德瑞克・安塞爾 Frederik Anseel
正向心理學 positive psychology
正念 mindfulness
先天樂觀 innate optimism
先驅號研究小組 Herald Research Team
全神貫注 concentrated attention
回饋 feedback
在家工作 working at home
多工 multitasking
安迪・普狄孔伯 Andy Puddicombe
安琪拉・達克沃斯（李惠安）Angela Lee Duckworth
托克爾・克林貝里 Torkel Klingberg
米哈里・契克森米哈伊 Mihaly Csikszentmihalyi
米開朗基羅 Michelangelo
自主權 autonomy
自我耗盡 ego depletion
自我調節 self-regulation
自制力 self-control
艾普克・桑德蘭 Epke Zonderland
艾菲・柯恩 Alfie Kohn
伯納德・巴爾斯 Bernard Baars
克莉絲汀娜・馬斯拉赫 Christina Maslach
坐姿問題 sitting question
完美主義者 perfectionists
快速回報 quick reward
快樂 happiness

流通區 streaming rooms
為何獎勵無效 why rewards don't work
珊德拉・查普曼 Sandra Bond Chapman
約翰・尼可森 John Nicholson
約翰・賓斯 John Binns
個性內向 introverts
冥想 meditatie
員工協助方案 Employee Assistance Program, EAP
哥倫布 Christopher Columbus
時間目標 time goals
桑妮・布朗 Sunni Brown
泰瑞莎・艾默伯 Teresa Amabile
泰歐・奧布雷希特 Theo Albrecht
馬汀・塞利格曼 Martin Seligman
馬修・李卡德 Matthieu Ricard
馬修・基林斯沃思 Matthew Killingsworth
馬斯洛 Abraham Maslow
高可靠度組織 High Reliability Organization, HRO
高爾頓 Francis Galton
偷懶樂觀主義 sloptimism
動機 motivation
動機心理學 motivation psychology
動機與心流 motivation and flow
務實的樂觀 realistic optimism
基爾西・雅赫拉 Kirsi Ahola
專注 focus
專注時間 focus time
曼德拉 Nelson Mandela
梵谷 Vincent van Gogh
理查・戴維森 Richard Davidson
快樂五元素 PERMA model
快樂方程式 Happiness Formula
快樂資料庫 Database of Happiness
投入 engagement
李健熙 Kun-Hee Lee
杏仁核 amygdala
沃爾特・米歇爾 Walter Mischel
狄更斯 Charle Dickens
角色壓力 role stress
延遲享樂 delayed gratification
注意力經濟理論 Theory of the Attention Economy
注意力障礙 attention disorder
芙烈達・卡蘿 Frida Kahlo
芭芭拉・艾倫瑞克 Barbara Ehrenreich
芭芭拉・佛列德里克森 Barbara Fredrickson
邱吉爾 Winston Churchill
阿基米德 Archimedes
阿曼西歐・奧特加 Amancio Ortega
阿瑪迪斯・莫札特 Wolfgang Amadeus Mozart
阿諾・巴克 Arnold Bakker
非獎勵的回報方式 rewarding without rewards
保羅・塔夫 Paul Tough
前額葉皮質 prefrontal cortex
威爾・史密斯 Will Smith
威爾瑪・蕭費里 Wilmar Schaufeli
後天樂觀 learned optimism
思考你在想什麼 thinking about thinking
思緒漫遊 mind wandering
恆毅力 grit

跨世代合作 intergenerational cooperation
過動 hyperactivity
達文西 Leonardo Da Vinci
達爾文 Charles Darwin
達賴喇嘛 Dalai Lama
對他人的專注 focus on others
對外專注 outer focus
瑪麗亞・安娜・莫札特 Maria Anna Mozart
睡眠 sleep
赫伯特・佛羅伊登伯格 Herbert Freudenberger
彈性工作 flexible work
憂鬱症 depression
樂觀 optimism
樂觀偏誤 optimistic bias
歐巴馬 Barack Obama
獎勵 rewarding
獎勵制度 reward system
箱型時間管理 timeboxing
蔡美兒 Amy Chua
魯特・凡霍芬 Ruut Voltaire Veenhoven
壓力 stress
賽門・西奈克 Simon Sinek
羅伊・鮑梅斯特 Roy Baumeister
蘇珊・傑克森 Susan Jackson
笛卡兒 René Descartes
荷馬 Homer
莎賓・汪梅克 Sabine Wanmaker
連結 connection
麥可・戈德哈伯 Michael Goldhaber
麥可・伍德利 Michael Woodley
凱莉・麥高尼格 Kelly McGonigal
凱斯・懷因 Cees Huijing
創傷後成長 post-traumatic growth, PTG
勞倫・溫洛克 Laurent Winnock
喬・卡巴金 Jon Kabat-Zinn
喬治・米勒 George Miller
單工 singletasking
悲觀 pessimism
棉花糖實驗 marshmallow experiment
湯姆・狄馬克 Tom DeMarco
湯瑪斯・戴文波特 Thomas Davenport
賀伯・賽門 Herbert Simon
開放辦公室 open offices
雅莉安娜・赫芬頓 Arianna Huffington
塔尼亞・辛格 Tania Singer
意志力 willpower
意志力耗盡 willpower exhaustion
意識 consciousness
愛因斯坦 Albert Einstein
感情連結 bonding
楊・羅曼 Jan Romein
溫蒂・哈森坎普 Wendy Hasenkamp
解釋型態 explanatory styles
詹姆斯・赫克曼 James Heckman
資訊肥胖 infobesity
賈伯斯 Steve Jobs

VX0080X

腦力養成記：

擺脫倦怠，重奪心智自主權，給當代工作者的用腦攻略

原著書名　Better Minds: How Insourcing Strengthens Resilience and Empowers Your Brain
本書改版自 2024 年 1 月 4 日出版之
《解放大腦：拯救過勞，拒絕爆腦！理解大腦慣性，預防工作倦怠，奪回你的心智自主權》

作　　者 —— 艾珂・海拉茲 Elke Geraerts
譯　　者 —— 李　忞
出　　版 —— 積木文化
總 編 輯 —— 江家華
責任編輯 —— 郭羽漫、陳翊潔
版　　權 —— 沈家心
行銷業務 —— 陳紫晴、羅伃伶

發 行 人 —— 何飛鵬
事業群總經理 —— 謝至平
城邦文化出版事業股份有限公司
115 台北市南港區昆陽街 16 號 4 樓
電話：886-2-2500-0888　傳真：886-2-2500-1951

發　　行 —— 英屬蓋曼群島商家庭傳媒股份有限公司城邦分公司
115 台北市南港區昆陽街 16 號 8 樓
讀者服務專線：(02)25007718；(02)25007719
24 小時傳真專線：(02)25001990；(02)25001991
服務時間：週一至週五 09:30-12:00、13:30-17:00
郵撥：19863813　戶名：書虫股份有限公司
讀者服務信箱：service@readingclub.com.tw　城邦網址：http://www.cite.com.tw

香港發行所 —— 城邦（香港）出版集團有限公司
香港九龍九龍城土瓜灣道 86 號順聯工業大廈 6 樓 A 室
電話：+852-25086231　傳真：+852-25789337
電子信箱：hkcite@biznetvigator.com

馬新發行所 —— 城邦（馬新）出版集團 Cite (M) Sdn Bhd
41, Jalan Radin Anum, Bandar Baru Sri Petaling, 57000 Kuala Lumpur, Malaysia.
電話：(603) 90563833　傳真：(603) 90576622
電子信箱：services@cite.my

封面設計 —— 郭家振
內頁排版 —— 薛美惠
製版印刷 —— 韋懋實業有限公司

【印刷版】
2024 年 1 月 初版一刷
2025 年 2 月 二版一刷
售　價／ 380 元
ISBN ／ 9789864596508

【電子版】
2025 年 2 月
ISBN ／ 9789864596461（EPUB）

【有聲版】
2025 年 2 月
ISBN ／ 9789864596539（MP3）

腦力養成記：擺脫倦怠，重奪心智自主權，給當代工作者的用腦攻略 / 艾珂 . 海拉茲 (Elke Geraerts) 作 ; 李忞譯 . -- 二版 . -- 臺北市 : 積木文化出版 : 英屬蓋曼群島商家庭傳媒股份有限公司城邦分公司發行 , 2025.02

面；　公分 . --（VX0080X）

譯自 : Better minds : how insourcing strengthens resilience and empowers your brain.

ISBN 978-986-459-650-8（平裝）

1.CST: 腦部 2.CST: 健腦法 3.CST: 心智發展

411.19　113020504